阜外心肌病手册

主　　编　康连鸣　宋　雷

主　　审　惠汝太　杨伟宪

副 主 编　孙筱璐　王　东　蒋　文

编　　委（以姓氏汉语拼音为序）

陈燕燕　程怀兵　戴　薇　董　硕　贾玉和
方　纬　冯新星　何　佳　蒋　文　康连鸣
蔺亚晖　刘　庚　刘　婕　吕　滨　马兴鸿
权　欣　宋　雷　宋江平　孙筱璐　孙兴国
万琳媛　王　东　王　浩　王红月　王婧金
王丽梅　吴桂鑫　肖明虎　徐海涛　闫　军
杨伟宪　杨瑶瑶　殷昆仑　翟文轩　张　煜
赵世华　周　洲　朱小辉

学术秘书　刘　婕

U0199523

人民卫生出版社

·北　京·

图书在版编目（CIP）数据

阜外心肌病手册 / 康连鸣，宋雷主编 . —北京：
人民卫生出版社，2021.11
ISBN 978-7-117-31377-3

Ⅰ. ①阜… Ⅱ. ①康…②宋… Ⅲ. ①心肌病 —诊疗
—手册 Ⅳ. ①R542.2-62

中国版本图书馆 CIP 数据核字（2021）第 045584 号

人卫智网	**www.ipmph.com**	医学教育、学术、考试、健康， 购书智慧智能综合服务平台
人卫官网	**www.pmph.com**	人卫官方资讯发布平台

阜外心肌病手册
Fuwai Xinjibing Shouce

主　　编：康连鸣　宋　雷
出版发行：人民卫生出版社（中继线 010-59780011）
地　　址：北京市朝阳区潘家园南里 19 号
邮　　编：100021
E - mail：pmph @ pmph.com
购书热线：010-59787592　010-59787584　010-65264830
印　　刷：廊坊一二〇六印刷厂
经　　销：新华书店
开　　本：889 × 1194　1/32　**印张：**7.5
字　　数：235 千字
版　　次：2021 年 11 月第 1 版
印　　次：2021 年 12 月第 1 次印刷
标准书号：ISBN 978-7-117-31377-3
定　　价：79.00 元

打击盗版举报电话：010-59787491　E-mail：WQ @ pmph.com
质量问题联系电话：010-59787234　E-mail：zhiliang @ pmph.com

序

心肌病既往被认为是罕见、少见疾病。但随着心血管病学领域知识、理念和各种检查手段的进步，尤其是影像学及分子遗传学技术的发展，越来越多的心肌病患者被发现。国家心血管病中心中国医学科学院阜外医院仅肥厚型心肌病和扩张型心肌病两种常见心肌病患者 2019 年的年门诊数已超过 1.5 万人，并呈明显的逐年增长趋势。

心肌病临床表现各异，定义和分类争议颇多，一直是心血管病诊疗的热点和难点。也正因为如此，这类疾病患者往往分散在不同科室就诊，并难以被集中收治，导致诊疗脱节，缺乏整体和规范的策略和流程，严重影响了患者的救治。秉持"品质与创新"及"为患者提供最优质便捷的医疗服务"的发展理念，国家心血管病中心中国医学科学院阜外医院于 2020 年初在国内率先成立了心肌病专科医疗单元，旨在深化对心肌病的认识，加强临床研究，规范诊疗实践，培养专业人才，并在此基础上，力求从根本上改善这类疾病的诊治现状，为心肌病患者提供更优质的医疗服务。

医生对疾病的认知水平，直接影响了对患者的救治水平。为提升一线临床医生对心肌病的认识，使心肌病的诊疗流程标准化，探索心肌病新的医疗操作模式，中国医学科学院阜外医院心肌病专科和相关学科的同事们共同编著了《阜外心肌病手册》。本书在内容和形式上注重临床，简明实用，希望能对心血管领域广大同仁的临床工作有所裨益。

任何临床实践，都应以临床问题为导向，紧跟前沿技术的进步，做出"有印证""有实质"的贡献。在祝贺《阜外心肌病手册》出版的同时，希望我院心肌病专科同事和全国广大同仁一起，在心肌病这个"深水"领域，执着追求、不断探索，共同促进学科的发展与壮大，造福广大患者。

胡盛寿

2021 年 5 月

前　言

从心肌病概念的首次提出至今已有 64 年,对心肌病的认识也在不断深化和完善。心肌病是一大类累及心肌组织,临床以心脏结构或功能异常、心力衰竭和 / 或心律失常为特征的疾病。随着研究的深入,人们发现心肌病并非是初期认为的罕见病,而是临床常见病,并且此类疾病常与高危临床事件有关,大多数患者在出现高危临床事件后才得以诊治。因此,心肌病亟需引起临床医生和大众的重视。

国家心血管病中心中国医学科学院阜外医院建立了专门的心肌病临床学科和诊疗平台,以期使心肌病患者得到集中管理和救治,并在此基础上总结经验,不断创新,扩展和深化基础和临床研究,培养和储备专科人才。为促进心血管领域广大同仁对心肌病的认识与关注,国家心血管病中心中国医学科学院阜外医院心肌病专科牵头,与相关兄弟科室的专家共同撰写了《阜外心肌病手册》。本手册内容涵盖了临床较为常见心肌病的临床特点、诊断技术、诊治原则和最新进展等各个方面,写作上注重临床实践,力求简明扼要,旨在提供一本了解心肌病专科知识的实用性手册。

感谢全体专家在百忙之中为及时完稿所付出的辛勤劳动。随着心肌病研究的不断深入,尤其是心肌病遗传学和精准医学领域研究日新月异,现有的诊疗证据可能被质疑或修改。同时尽管我们秉持认真与敬业的态度完成了本手册的编写,但因水平有限,本书错误、缺憾和局限之处在所难免,恳请各位读者和同道不吝批评指正,以便将来再版时予以修改、补充和完善。

康连鸣　宋　雷

2021 年 5 月

目　　录

第一篇

心肌病的概述

第 1 章

心肌病的概念和分类

  心肌病的概念最早于 1957 年由 Brigden 提出,用以描述一类不常见的非冠状动脉病变所致的心肌疾病。之后随着对疾病认识的深入,不断修正与补充。1995 年世界卫生组织(WHO)/国际心脏学会及联合会(ISFC)将心肌病定义为"与心脏功能异常相关的心肌疾病"。2006 年美国心脏协会(AHA)专家组将心肌病定义为"一组由不同原因引起的异质性心肌疾病,与心脏的机械和 / 或电活动障碍相关,多表现为不适当的心室肥厚或扩张,病变可局限于心脏本身,亦可为全身系统性疾病的心脏表现,常导致心源性死亡或进行性心力衰竭相关功能障碍"。2008 年欧洲心脏学会(ESC)则将心肌病定义为"除外冠状动脉疾病、高血压、瓣膜病和先天性心脏缺陷导致的心肌结构和功能异常"。

  心肌病的分类是一个长期存在争议的问题,目前心肌病存在多种分类方法,主要包括 1995 年 WHO 分类方法、2006 年 AHA 分类方法、2008 年 ESC 分类方法和 2013 年世界心脏联盟(WHF)分类方法。1995 年 WHO 分类方法主要基于解剖、病理学等分类标准,将心肌病分为扩张型心肌病(dilated cardiomyopathy,DCM)、肥厚型心肌病(hypertrophic cardiomyopathy,HCM)、限制型心肌病(restrictive cardiomyopathy,RCM)、致心律失常型右心室心肌病(arrhythmogenic right ventricular cardiomyopathy,ARVC)、特异性心肌病及未分类心肌病。缺血性、瓣膜性、高血压性等多种类型心肌病均被纳入特异性心肌病,而无法分属上述任一组的心肌病如致密化不全等被纳入未分类心肌病。但这一分类系统存在一定的缺陷,如部分特异性心肌病亦可具备 HCM、DCM、RCM 的类似解剖和病理表现,而且由于没有对特异性心肌病进行严格的定义容易产生混淆。

2

　　2006 年 AHA 根据主要器官受累情况将心肌病分为原发性心肌病（主要累及心脏）和继发性心肌病（伴其他器官系统受累）两大类，并将原发性心肌病细分为遗传性、混合性及获得性 3 类（表 1-1）。相较于此前基于解剖、病理学的分类标准，该分类法更强调疾病的发病机制及遗传特征，而且首次将离子通道病纳入了心肌病的范畴。但临床上许多被划分为原发性心肌病的疾病伴有心外受累，而划分为继发性心肌病的一些疾病却可以主要甚至仅仅表现为心脏受累，两者重叠程度大。此外，尽管遗传性 / 获得性的区分明确了许多心肌病的基因突变基础，但在常规的临床中更多是基于临床症状、体征或辅助检查发现的异常进行诊断，很难首先从基因检测开始，即使是在存在已知致病基因的家系中发现突变基因的携带者，往往也需要参照一定程度上的临床特定的表型。因而该分类方法不太适用于临床。

表 1-1　2006 年 AHA 心肌病分类标准

类型	描述
原发性心肌病	
遗传性	HCM、ARVC、左心室致密化不全心肌病（LVNC）、糖原贮积症（PRKAG2/Danon）、心脏传导系统缺陷、线粒体病、离子通道病
混合性	DCM、RCM（非扩张与非肥厚）
获得性	炎症性心肌病、应激性（Takotsubo）心肌病、围生期心肌病、心动过速性心肌病、胰岛素依赖型糖尿病母亲婴儿心肌病
继发性心肌病	
浸润性	淀粉样变性、Gaucher 病、Hurler 综合征、Hunter 综合征
贮积性	血色沉着病、Anderson-Fabry 病、糖原贮积症、尼曼 - 皮克综合征
中毒性	药物、重金属、化学品
内膜性	心内膜纤维化、嗜酸性粒细胞增多症（LÖffler 心肌病）
炎症性	（肉芽肿性）结节病
内分泌性	糖尿病、甲状腺功能亢进、甲状腺功能减低、甲状旁腺功能亢进、嗜铬细胞瘤、肢端肥大症

续表

类型	描述
心‑面综合征	努南综合征（Noonan syndrome）、着色斑病
神经肌肉病	Friedreich 共济失调、Duchenne-Becker 肌营养不良、埃默里 - 德赖弗斯肌营养不良（Emery-Dreifuss muscular dystrophy）、强直性肌营养不良、神经纤维瘤、结节性硬化
营养缺乏性	维生素 B_1 缺乏症、糙皮病、维生素 C 缺乏症、硒缺乏、肉碱缺乏、恶性营养不良
自身免疫性	系统性红斑狼疮、皮肌炎、类风湿关节炎、硬皮病、结节性动脉周围炎
电解质	电解质紊乱
癌症治疗所致	蒽环类药物（阿霉素、柔红霉素）、环磷酰胺、辐射

2008 年 ESC 推出了基于 1995 年 WHO 分类标准的新的心肌病分类标准（表 1-2）。该分类方法以临床实用性为导向，依据形态及功能特点将心肌病分为 5 种类型（肥厚型、扩张型、致心律失常型、限制型和未分类型），各型又分为家族性和非家族性两个大的亚类，进而分为已知突变基因和基因缺陷未明的疾病亚型。

表 1-2　2008 年 ESC 心肌病分类标准

HCM	家族性	家族性，未知基因
		肌纤维蛋白基因突变：β- 肌球蛋白重链、肌球蛋白结合蛋白 C、心肌肌钙蛋白 -I、心肌肌钙蛋白 -T、α- 原肌球蛋白、原肌球蛋白轻链、调节性肌球蛋白轻链、心脏肌动蛋白、α- 肌球蛋白重链、肌联蛋白、心肌肌钙蛋白 -C、肌肉 LIM 蛋白
		糖原贮积病（如 Pompe、PRKAG2、Forbes、Danon 病）
		溶酶体贮积病（如 Anderson-Fabry 病、Hurler 综合征）
		脂肪酸代谢异常、肉碱缺乏、磷酸化酶 B 激酶缺乏、线粒体细胞病
		HCM 综合征（努南综合征、LEOPARD 综合征、弗里德赖希共济失调（Friedreichataxia）、贝 - 维综合征（Beckwith-Wiedermann syndrome）、Swyer 综合征）
		其他（受磷蛋白启动子突变、家族性淀粉样变）

	非家族性	肥胖、糖尿病母亲的婴儿、运动员心肌病、淀粉样变（AL/ 前白蛋白）
DCM	家族性	家族性，未知基因 肌纤维蛋白基因突变：同 HCM Z- 条带基因突变：肌肉 LIM 蛋白、TCAP 细胞骨架基因突变：肌营养不良、肌间线蛋白、变黏着斑蛋白、肌膜蛋白聚糖复合体、CRYAB、Epicardin 核膜：核纤层蛋白 A/C、Emerin 轻度 DCM、闰盘蛋白基因突变（见 ARVC）、线粒体细胞病
	非家族性	心肌炎（感染 / 中毒 / 免疫性）、川崎病、嗜酸细胞性（Churg-Strauss）、病毒持续感染、药物、妊娠、内分泌、营养缺乏（维生素 B_1、肉碱、硒、低磷酸盐血症、低钙血症）、酒精、心动过速性心肌病
ARVC	家族性	家族性，未知基因 闰盘蛋白基因突变：斑珠蛋白、桥粒斑蛋白、亲斑蛋白 2、桥粒芯蛋白 2、桥粒胶蛋白 2 心脏雷诺丁受体（RyR2）、转化生长因子 -β3（TGF-β3）
	非家族性	炎症？
RCM	家族性	家族性，未知基因 肌纤维蛋白突变：心脏肌钙蛋白 -I（RCM +/–HCM）、原肌球蛋白轻链 家族性淀粉样变性：甲状腺激素结合蛋白（RCM+ 神经病）、载脂蛋白（RCM+ 神经病变） 结蛋白病、弹性假黄瘤病、血色沉着病、Anderson-Fabry 病、糖原贮积病
	非家族性	淀粉样变（AL/ 前白蛋白）、硬皮病、类癌性心脏疾病、转移癌、辐射、药物（蒽环类）； 心内膜纤维化：特发性、嗜酸性细胞增多综合征、染色体病、药物（5- 羟色胺、麦角胺、汞、白消安）

续表

| 未分类型心肌病 | 家族性 | 左心室疾病：左心室心肌致密化不全（LVNC）、Barth 综合征、核纤层蛋白 A/C、*ZASP* 基因、α- 小肌营养蛋白 |
| | 非家族性 | Takotsubo 综合征（应激性心肌病） |

　　2013 年心血管病专家又提出了一套全新的心肌病表型 - 遗传型 MOGE（S）分类标准并得到了 WHF 的支持。其核心思想为从 5 个特性来描述心肌病：M 指结构及功能特性，O 指受累的器官，G 指遗传模式，E 指明确的病因（包括已探明的遗传学缺陷或其他潜在疾病），可选的 S 指活动耐量分级（包括 ACC/AHA 分期及 NYHA 心功能分级）（表 1-3）。该分类系统涵盖了心肌病的临床表现及遗传学特性，具有灵活的调整与补充空间，临床实用性强。但也存在一些不足之处，如既往分类法所定义的许多疾病如离子通道病、心动过速性心肌病、围生期心肌病、内分泌因素相关心肌病等未被纳入该分类法中。在遗传相关心肌病的基因筛查，尤其是无症状家系成员基因筛查方面未普及的情况下，应用该命名系统存在困难。

表 1-3　2013 年 MOGE（S）心肌病分类标准

	代码	示例
M 形态功能表型	D 扩张型；H 肥厚型；R 限制型；A ARVC；NC 心肌致密化不全；重叠表型：H+R、D+A、NC+H、H+D、D+NC 或更复杂的组合，如（H+R+NC）E 早期；NS 非特异表型；NA 信息未明；O 不受影响	MD, MH, MR, MA, MN, MO, MH+R, MD+A
O 受累器官系统	H 心脏；M 肌肉、骨骼；N 神经系统；C 皮肤；E 眼睛；A 听力；K 肾脏；G 胃肠道；S 骨骼肌；O 器官 / 系统未受累，如家系中的健康携带者等	OH, OM, OK, OC
G 遗传模式	N 无家族史；U 家族史不详；AD 常染色体显性；AR 常染色体隐性；XLR X 连锁隐性；XLD X 连锁显性；XL X 连锁；M 母系遗传；DN 新发突变；O 没有调查家族史	GN, GU, GAD, GAR, GXLR, GXLD, GXD, GM, GDN

续表

	代码	示例
E 病因注释	G 遗传性病因，备注基因及相关突变；OC 非携带者，备注其检测阴性基因；ONC 确定非携带者；DN 新发突变；C 已检测所有基因（突变数 >1 时）；Neg 已知致病基因检测阴性；NA 尚无可行基因检测方式；N 未发现遗传基因缺陷；O 未完善基因检测；A-TTR 遗传性淀粉样变性；HFE 血色沉着病 非遗传性病因：M 心肌炎；V 病毒感染，备注心肌中检测的病毒；AI 自身免疫 / 自身免疫介导疾病（AI-S 疑诊，AI-P 确诊）；A 淀粉样变，备注类型（A-K，A-L，A-SAA）；I 感染性（非病毒），备注病原体；T 中毒性，后加毒物 / 药物；Eo 嗜酸粒细胞增多性心脏病	EG-MYH7 [R403E]，EG-HFE [Cys282Tyr+/+]，EV-HCMV，EG-A-TTR [V30M]，EM-sarcoidosis
S 分期 / 分级	ACC/AHA 分期（A、B、C、D） NYHA 分级（Ⅰ、Ⅱ、Ⅲ、Ⅳ）	SA-Ⅰ，SA-Ⅱ

　　既往对于心肌病的关注和讨论的焦点在心室心肌病。而近年来研究发现心房病变对心脏功能、心律失常发生和卒中风险均有重要影响，心房心肌病也逐渐获得关注。2015 年欧洲心律学会（EHRA）、美国心律学会（HRS）、亚太心律学会（APHRS）和拉丁美洲心律学会（SOLAECE）的专家共同制定了心房心肌病专家共识，将心房心肌病定义为："任何影响到心房的构型、结构、收缩或电生理的复杂病变，并可能产生相关临床症状"。共识还提出根据组织学 / 病理学将心房心肌病分为四类：①以心肌病变为主；②以纤维化病变为主；③同时存在心肌病变和纤维化病变；④以非胶原纤维浸润为主（伴或不伴心肌病变）。

　　既往各种心肌病分类方法均存在其优势与局限性，无法涵盖心肌病各方面的特点。本手册结合我国临床现状和传统，推荐 2008 年 ESC 标准，将心肌病定义为一组存在心肌结构和 / 或功能异常，而用高血压、冠状动脉粥样硬化、心脏瓣膜病和先天性心脏病不足以解释其病因的心肌疾病。分类包括 HCM、DCM、ACM、RCM 和未分类型心肌病五大类。同时，本手册也将其他常见原因导致的心肌病做了介绍，以满足临床需求。

（刘　婕　孙筱璐）

第 2 章
心肌病研究的学科意义

一、心肌病不是罕见病,患病率被低估

心肌病是一大类累及心肌组织,病因复杂多样,临床表型具有高度异质性的疾病。既往国内外大规模流行病学调查显示 HCM 的患者率约为 1/500。然而由于早期筛查手段的限制可能导致 HCM 患病率被低估。最新的研究表明 HCM 在人群中患病率估计高达 1/200,考虑我国庞大的人口基数,患病人数估计可达 700 万人。而且这种疾病大多具有家族遗传聚集特点,家族中未发病者,是更大的潜在患病人群。因此心肌病不是罕见病,患者总数庞大。

二、心肌病与高危临床表现相关

心肌病可出现恶性心律失常、晕厥、心力衰竭、猝死等高危事件,且绝大多数患者出现上述临床事件后才得以诊治,因此诊治的窗口前移至关重要。各种心肌病是心脏移植的主因,也是导致心脏性猝死的重要原因之一,是年轻人猝死的首要原因。部分猝死者生前未发现任何心脏异常,猝死是其首发临床事件。很大一部分猝死者即使生前曾就医并发现一定异常,但由于缺乏足够证据,其症状被忽视。因此,对心肌病的早期识别和危险评估至关重要,这直接影响甚至是决定了对整个心力衰竭和猝死高危人群的早期识别水平。

三、心肌病的家族遗传性

心肌病绝大多数是单基因遗传病,即个体性状受一对等位基因控制,按照孟德尔遗传定律进行传递,其遗传模式除最常见的常染色体显性遗传外,还包括常染色体隐性遗传及性染色体连锁遗传

等。此类疾病由于其遗传性特点而往往呈家族聚集发病模式,代代相传,不仅对患者,还对整个家庭成员产生巨大心理和经济负担,社会影响大。因为这种心肌病的遗传特点,通过基因筛查可辅助疾病的早期诊断,既可以发现隐匿患者,早期治疗和降低风险,又可以确定没有遗传到疾病的家族成员,免去巨大心理和经济负担,避免医疗资源浪费。更重要的是,可以通过近年来生殖医学和遗传学技术的进步,阻断疾病遗传途径,减少患儿出生,降低整体人群疾病患病率和死亡率,提升人口素质。

四、心肌病是新学科、新理念转化应用的主要领域

心肌病一直被当作罕见病,我国临床医生和大众普遍对这类疾病认知不够,缺乏患者的集中管理,缺乏统一的诊疗规范,缺乏专门的诊疗平台。近年发展起来的"精准医学"理念,是以分子遗传学为根本切入点,强调从分子、基因水平明确病因,预警疾病及对疾病进行靶向个体化治疗。这是未来的新学科理念。近 20 年来,随着精准医学意义的测序、组学、生物信息和临床诊疗、生殖技术的迅猛发展,心肌病在早期基因诊断、分子水平个体化分型、预警、靶向药物治疗、家族遗传生殖阻断等领域取得了重大突破,被公认为心血管疾病领域最具有精准医学发展前景的学科。集中力量在这一领域寻求诊疗技术突破,开辟心血管疾病诊疗新理念、新技术、新模式是未来的发展趋势。

建立专门的心肌病临床学科和诊疗平台,将心肌病患者集中管理救治,总结经验不断创新,提高临床业务水平,扩展基础研究纵深,培养和储备专科人才,迫在眉睫,任重道远。

(刘　婕　孙筱璐)

第二篇

心肌病的相关检查方法

第 3 章
实验室检查

一、常规检测项目

心肌病患者在出现临床症状前，除基因检测外，尚无敏感特异的标志物用于诊断和预测。心肌病患者后期发展为心力衰竭（心衰），同时常伴有心脏外多个器官或系统异常（常见肾脏、肝脏、甲状腺），因此许多常规实验室检测项目均可用于心肌病患者诊疗，包括血常规、血糖、心肌酶谱、天门冬氨酸氨基转移酶（AST）、丙氨酸氨基转移酶（ALT）、乳酸脱氢酶（LDH），肌酐、尿素氮、甲状腺功能、pH、电解质、尿酸、丙酮酸、血氨、血酮、游离脂肪酸、肉碱、乳酸、尿有机酸、氨基酸（表 3-1）。

表 3-1 心肌病患者常规检测项目

检测项目	临床应用
电解质	结节性心肌病血钙、尿钙水平升高
空腹血糖	线粒体 DNA 异常患者空腹血糖升高；肉碱和脂肪酸代谢异常者空腹血糖偏低
血脂	高胆固醇血症常见于代谢型心肌病
肾功能	严重左心室功能不全患者常合并肾功能受损；淀粉样变、Fabry 综合征和线粒体 DNA 异常患者可见肾小球滤过率（eGFR）减低和蛋白尿
肝功能	Danon 综合征、线粒体 DNA 异常等代谢性心肌病患者可见肝功能不全
甲状腺功能	代谢型心肌病常见甲状腺功能异常
尿蛋白	蛋白尿可见于多种心肌病并发症

二、心肌应力及坏死标志物

1. 脑钠肽（BNP）和 N 末端脑钠肽前体（NT-proBNP）　BNP 是由心室肌细胞和心脏成纤维细胞合成的神经内分泌肽类物质，当心室肌细胞受到机械张力时，细胞膜将张力活化信号传至细胞内，首先合成 134 个氨基酸的原前体肽（preproBNP）；在肌质网上，被裂解为 26 个氨基酸的信号肽和 108 个氨基酸的 BNP 前体（proBNP1-108）；接着 proBNP 被激素原转化酶酶解为 76 个氨基酸的无活性 N 末端肽段（NT-proBNP1-76）和 32 个氨基酸的具有生物学功能的 C 末端肽段（BNP77-108）。理论上 NT-proBNP 和 BNP 被等摩尔数分泌到外周循环，但由于两者分子大小不同、清除机制不同，因此两者外周血实际摩尔浓度非 1∶1 关系。BNP 与血液、肾脏和肾上腺中的 BNP 受体（以 NPR-A 为主）结合，激活细胞内环磷酸鸟苷（cGMP）信号级联反应，引起血管舒张、排水、尿钠排泄、抑制肾素 - 血管紧张素 - 醛固酮系统（RAAS）和促肾上腺皮质激素（ACTH）释放，参与调解血压、血容量和水电解质平衡，以缓解因压力和容量过载导致的心脏前、后负荷增加。BNP 通过与 NPR-C 结合被分解后被肾脏排出。NT-proBNP 缺乏主动清除机制，主要通过肾脏、肌肉、肝脏等高血流量器官被动清除。BNP 的半衰期约为 20min，NT-proBNP 的半衰期约为 120min。

NT-proBNP 和 BNP 已经被各心衰治疗指南作为首要的标志物，并作为心衰程度判断的"尺子"之一。在急性心衰诊断中，BNP<100ng/L 排除急性心衰阴性预测值为 90%；BNP>500ng/L 诊断急性心衰阳性预测值为 90%。对于 NT-proBNP 排除急性心衰根据需要根据肾功能分层，肾功能正常者，NT-proBNP<300ng/L 排除急性心衰阴性预测值为 98%~99%；诊断急性心衰需根据年龄分层判断，50 岁以下成人 NT-proBNP>450ng/L，50 岁以上 NT-proBNP>900ng/L，75 岁以上 >1 800ng/L 诊断急性心衰阳性预测值为 94%。对于血 NT-proBNP 和 BNP 水平介于排除和诊断界值之间的患者，结合临床和其他检验指标考虑舒张性心衰和其他疾病可能。在慢性心衰诊断中，NT-proBNP 和 BNP 用于排除心衰诊断和判断预后的价值更高。BNP<35ng/L 或 NT-proBNP 低于年龄分层的界值（50 岁以下者，<50ng/L；50~75 岁者，<75~100ng/L；75 岁以上者，<125ng/L），心衰诊断的可能性非常小。对于确诊的慢性心衰患者，连续监测发现 NT-proBNP 和 BNP 水平持续升高，提示患者预后不佳。

NT-proBNP 和 BNP 可作为心肌病患者远期严重心血管事件（如心血管死亡、心脏移植等）预后评估的重要标志物，NT-proBNP<125ng/L 或 BNP<35ng/L 时发生风险显著降低。NT-proBNP 和 BNP 也可作为心肌病患者发生心房颤动的独立危险因子。

2. 心肌肌钙蛋白　肌钙蛋白（cTn）是负责调节心肌和骨骼肌收缩的细丝蛋白，其中心肌细胞特异性表达心肌肌钙蛋白 I（cTnI）和 T（cTnT），是心肌损伤的敏感和特异性标志物。随着技术进步，高敏感型肌钙蛋白（hs-cTnI 和 hs-cTnT）检测方法不仅能够早期诊断急性胸痛的心肌梗死患者，而且能够在一般人群中预测心衰、心源性猝死等心血管不良事件。

心肌病患者外周的 cTn 水平一般持续慢性升高，提示患者有亚临床型慢性心肌损伤。因此，2014 年 ESC 指南推荐检测外周血 cTn 水平（尤其是 hs-cTn）水平对心肌病患者分层治疗、预后评估和阴性排除具有重要意义。

HCM 患者中，26%~54% 的患者出现 hs-cTnT 水平升高（高于健康人群第 99 百分位值），9%~40% 的患者普通敏感性肌钙蛋白 T（con-cTnT）水平升高；16%~64% 的患者出现 con-cTnI 水平升高。cTn 水平与左心室厚度、左心室质量和 LA（左心房）直径正相关。cTn 与心脏收缩和舒张功能异常相关，但是不具有线性相关关系。也有研究发现 cTn 与心脏核磁延迟增强（late gadolinium enhancement，LGE）相关。多个研究显示，当 hs-cTnI 或 hs-cTnI 高于健康人群第 99 百分位值（参考范围）时，受试者 2~3 年内心血管相关死亡、再入院、脑栓塞和室速风险显著升高。但迄今有关 hs-cTn 与 HCM 的临床队列研究，受试者数量较少，仍需更多受试者更长时间的随访研究证实。

DCM 患者中，26%~33% 的患者出现 hs-cTnT 水平升高，18%~29% 的患者 con-cTnT（普通敏感性肌钙蛋白 T）水平升高；15%~28% 的患者出现 con-cTnI 水平升高。

cTn 水平与影像学病理特征相关性较小，与 LV 直径和体积相关，但与射血分数 EF 值相关性弱。

与非缺血性 DCM 相比，缺血性 DCM 患者的 cTn 水平更高且持续时间更长（可超过 3 个月）。

RCM 患者中，近年来研究热点聚焦在 Takotsubo 心肌病。87% 患者伴随 cTn 水平升高，住院期间，甚至有些患者 cTn 水平可 2 倍于健康人群第 99 百分位值。

3. 联合检测 BNP（或 NT-proBNP）与 cTn　虽然 BNP（或 NT-proBNP）与 cTn 水平具有相关性，均与心血管不良预后相关，但是提高对患者预后评估的效能。另一方面，连续检测 BNP（NT-proBNP）联合检测能和 cTn 有利于评估心肌病患者心功能变化和监测治疗效果，对鉴别诊断急性冠脉综合征、心肌炎等也具有一定的临床意义。

三、心肌纤维化标志物

心肌纤维化是多种心血管病（包括心肌病）尚未进展为心衰的早期即出现的病理生理变化，表现为心肌细胞外沉积的 I 型和 III 型胶原过度降解形成中空纤维，进一步心肌坏死形成瘢痕，最终被纤维取代。心肌纤维化导致心功能受损、易发生心律失常和缺血，与心脏疾病的进程和预后息息相关。纤维化程度不仅与心衰的死亡风险呈显著正相关，也可作为 β 受体阻滞剂治疗效果的评估标志物，因此评估心肌纤维化程度具有重要临床意义。虽然组织切片是心肌纤维化诊断的金标准，但是有许多心肌纤维化循环标志物的发现提供了无创情况下评估心肌纤维化的可能性。

1. 胶原合成相关标志物　心肌细胞外基质的主要胶原是较粗大的 I 型和较细小 III 型胶原，占心肌胶原总量的 80% 和 11%。心肌纤维化发生时，I 型和 III 型胶原合成与降解平衡被打破，转为降解优势，I 型前胶原细胞外基质转换为成熟的 I 型成纤维胶原过程中由前胶原羧基端蛋白酶降解形成 I 型前胶原氨基端肽（procollagen type I N-terminal propeptide，PINP）和 I 型前胶原羧基端肽（procollagen type I C-terminal propeptide，PICP）。III 型前胶原细胞外基质转换为成熟的 III 型成纤维胶原过程中由前胶原羧基端蛋白酶降解形成 III 型前胶原氨基端肽（procollagen type III N-terminal propeptide，P III NP）和 III 型前胶原羧基端肽（procollagen type III C-terminal propeptide，P III CP）。目前证据表明，在所有与心肌纤维有关的外周循环标志物中，仅有 PICP 和 P III NP 与心肌纤维化显著相关。

血清 PICP 水平与高血压性心脏病患者的胶原容积分数（collagen volume fraction，CVF）高度相关，尤其与 I 型胶原容积分数（myocardial collagen type I volume fraction，C_1VF）高度相关。经氯沙坦治疗的无心衰高血压性心脏病患者和经托拉塞米治疗的已发生心衰高血压性心脏病患者均可使 PICP 水平下降 20%~30%。

血清 P III NP 水平与缺血性心脏病和 DCM 患者的 III 型胶原特异

性 CVF 显著正相关,经盐皮质激素治疗的 DCM 以及经血管紧张素受体抑制剂(ARB)治疗的射血分数保留心衰患者的外周 PⅢNP 水平显著降低。

2. 胶原降解相关标志物　Ⅰ型胶原 C- 末端交联顶端肽(collagen type Ⅰ C-terminal telopeptide, CITP)CITP 是吡啶诺林交联终肽,是基质金属蛋白酶 1(MMP1)水解Ⅰ型胶原纤维后的产物,被水解后释放入血。CITP 与心肌病的关系尚缺乏证据,现有研究显示,其与 DCM 患者的 C_1VF 直接相关,但也有研究显示特发性 DCM 患者血清 CITP 水平在严重心肌纤维化患者中反而低于中度纤维化患者。

PICP 与 PⅢNP 是胶原合成标志物,CITP 为胶原降解标志物,PICP/CITP 比值可用于表示心肌胶原的累积程度。DCM 中 PICP 与 PⅢNP 显著升高,CITP 水平显著降低。PICP/CITP 比值越高,左心室心肌细胞的 CVF、Ⅰ型、Ⅲ型胶原 mRNA 转录水平越高。经螺内酯治疗后,左心室舒张功能改善同时 PICP、PⅢNP 和 PICP/CITP 比值显著降低 15%~35%,而 CITP 水平显著升高 30% 左右。

3. 基质金属蛋白酶(matrix metalloproteinases, MMP)　又称基质蛋白酶(matrixins),是一类依赖于锌和钙的内肽酶,可降解细胞外基质(ECM)和基膜,除可维持组织功能、参与组织重塑外,也参与炎症、免疫血管形成、细胞凋亡调节。依据结构域和作用底物可分为胶原酶(MMP-1,8,13)、基质降解素(MMP-3,10)、明胶酶(MMP-2,9)、膜型基质金属蛋白酶(MMP-14,5,16,23,24)、基质溶解酶(MMP-7,26)以及其他未分类的 MMP。

MMP-2 可在包括心肌细胞在内的所有细胞大量表达,在维持机制重建稳态中起重要作用,MMP-9 是一种由细胞因子诱导的蛋白酶。由枯氏锥虫(Trypanosoma cruzi)感染导致的 Chagas 病早期,IL-6、IL-8 和 TGF-β 等促炎细胞因子大量表达,使 MMP-2 和 MMP-9 表达和活性增加,MMP-2 水平高于 MMP-9。当发展为 Chagas 心肌病时,心肌重塑发生 MMP-9 水平进一步急剧升高,明显高于 MMP-2 水平。MMP-2 和 MMP-9 水平与 Chagas 心肌病导致的心脏舒张功能异常显著相关。

对于其他 MMP,虽然已经证实在心肌纤维化和重塑过程中发挥重要作用,但是尚无确切证据显示外周血 MMP 水平具有明确的临床意义。例如,在心衰患者中未发现 MMP-1、MMP-1 抑制物(tissue inhibitors of metalloproteinases, TIMP)以及两者比值与 CVF 相关。

4. 骨桥蛋白（osteopenia, OPN）　骨桥蛋白是由心脏间质纤维细胞和巨噬细胞分泌的磷酸化糖蛋白，作为细胞外基质蛋白和促炎细胞因子参与心肌纤维化过程。OPN 过量表达可导致 DCM，是 DCM 和淀粉样变性心肌病（amyloid cardiomyopathy, ACM）的潜在风险评估标志物。血清 OPN 水平也与心衰严重程度和心脏超声测量值呈显著正相关。

5. 粘蛋白 C（tenascin-C, TN-C）　TN-C 是在胚胎发育期表达的细胞外基质糖蛋白，正常情况下不在健康成人心肌细胞表达。在心肌梗死、心衰、心肌病中，心脏和血管重塑发生时可重启表达。血清 TN-C 水平在 HCM 和 DCM 患者中显著升高，与纽约心功能（NYHA）分级和左心室指数成正比，可作为预后评估标志物。

四、免疫标志物

1. 免疫球蛋白轻链　免疫球蛋白由两条分子量较大的重链和两条分子量较小的轻链组成，其中轻链分为 κ 型和 λ 型，正常人血清中 κ 型：λ 型为 2∶1。血清和尿液蛋白电泳、免疫固定电泳和免疫球蛋白游离轻链检测可作为筛查淀粉样变性心肌病（ACM）的手段，发现单克隆蛋白或 κ 型：λ 型比例异常可启动进一步病理、质谱验证、基因等诊断流程。90% 以上 ACM 患者 κ 型：λ 型比例异常，根据单克隆游离轻链沉积的类型，可将 ACM 型 CA 分为 λ 和 κ 轻链型，其中 λ 轻链型常见，约占轻链型心肌淀粉样变（CA）的 80%，κ 轻链型易累及肝脏和肾脏。如果未发现游离轻链异常，也不能排除 ACM，需排除非轻链型 ACM，如转甲状腺素蛋白淀粉样变（transthyretin amyloidosis, ATTR）。此外，游离轻链水平也可作为 ACM 患者预后评估的指标。

2. 自身抗体（anti-heart autoantibody, AHA）　AHA 是机体产生的针对自身心肌蛋白分子抗体的总称，常见的五种 AHA：抗线粒体腺嘌呤核苷异位酶（ANT）抗体、抗肾上腺素能 β1 受体（β1AR）抗体、抗胆碱能 M2 受体（M2R）抗体、抗肌球蛋白重链（MHC）抗体、抗 L 型钙通道（L-CaC）抗体。AHA 检测阳性反映患者体内存在自身免疫损伤，常见于病毒性心肌炎及其演变的 DCM 患者，在终末期心衰患者体内抗 β1AR 抗体阳性率高达 80%。AHA 和非器官特异性自身抗体检测可以作为 DCM 与心包炎、心肌炎、心内膜炎、血管炎的鉴别手段。在特发性 DCM 中自身抗体阳性率可达到 26%~60%，而缺血性心肌病患者的阳性率为 10%~13%。此外，绝大多数 DCM 患者体内也存在抗心肌肌钙蛋白 I 的自身抗体，但其与临床预后的关系尚缺乏临床证据。

3. T 淋巴细胞 T 淋巴细胞免疫对 DCM 的发病尤为重要：CD4⁺T 淋巴细胞为心肌炎的一种启动因子，可促 DCM 发病。扩张型心肌病患者外周血中 $CD8^+$ T 淋巴细胞减少，$CD4^+$T 淋巴细胞相对增多，淋巴细胞比例失调显著，同时 $CD4^+CD25^+$ 调节性 T 细胞数目明显减少，使体内免疫系统不能有效下调对自身心肌抗原的免疫反应。

五、炎症标志物

1. C 反应蛋白（C-reactive protein，CRP）和红细胞沉降率（ESR，血沉） CRP 是由肝脏合成的急性期蛋白，越来越多证据表明 CRP 与纤维化密切相关，可以独立预测心衰死亡风险。在特发型 DCM 患者外周血中 CRP 水平也显著升高，并与患者的严重程度正相关。对于炎症、浸润或自身免疫相关的 DCM 疑似患者，如果 CRP 和 ESR 升高，提示可进一步进行自身抗体的检测。虽然 CRP 可以作为心衰预后评估的风险因子，但是特异性差，与心脏病理特征一致性弱。另一方面，心肌炎患者 CRP 水平显著升高，CRP 和血沉 ESR 可作为心肌炎诊断的辅助检测，但是不能作为确诊依据。

2. 可溶性 ST2（soluble suppression of tumorigenicity 2，sST2） ST2 是白细胞介素 1 受体家族成员，在上皮细胞、内皮细胞、心肌细胞和肥大细胞等细胞膜上广泛表达，可与 IL-33 特异性结合调控 Th2 型免疫应答和相关炎症反应。ST2/IL-33 信号通路参与心肌炎症反应、心肌细胞凋亡、心肌纤维化和心肌重塑等过程而对心肌损伤或心脏应力升高产生应答。当外周 sST2 水平 >35ng/ml 提示心肌存在不可逆重塑，发生全因死亡、心血管死亡以及心衰再入院风险均成倍增加。通过连续监测住院期间或者一定时间内 sST2 水平变化可以预测 3 个月或 1 年内发生全因死亡或心衰再入院率。值得注意的是，虽然 sST2 受年龄、性别、肾功能等生理因素影响较小，在心衰预后方面有其独特优势和价值，但是能否将 sST2 水平降低幅度作为心衰治疗的最终目标，尚需大量临床研究证据。

3. 半乳凝集素 -3（Galectin-3，Gal-3） Gal-3 是一种由心脏中活化的巨噬细胞的 β- 半乳糖苷酶结合糖蛋白，可刺激肌成纤维细胞增殖。动物体内研究显示 Gal-3 可调节纤维化，但是高血压性心脏病和心衰患者的 Gal-3 水平与 CVF、C_IVF 和 C_{III}VF 无显著关联性。其至在一些心衰患者中发现,经左心室辅助系统(left ventricular assist device,LVAD)支持治疗 6 个月后 CVF 显著增加,但是外周血 Gal-3 水平反而降低。

4. 生长分化因子 -15(growth differentiation factor-15,GDF-15) GDF-15 是 TGF-β 超家族成员,在 HCM 中显著升高。在 DCM 中,有研究显示经 LVAD 支持治疗 6 个月后伴随着 CVF 显著增加,GDF-15 水平也升高,但是 LVAD 支持治疗 1 个月后 CVF 显著增加,GDF-15 水平反而降低。

5. 细胞因子(cytokines) 心脏组织细胞和免疫细胞在心肌缺血、心脏压力变化、损伤修复等过程中可分泌多种参与和介导炎症反应的细胞因子。这些细胞因子可以直接导致心肌细胞肥厚、心肌凋亡、收缩功能异常、细胞外基质重塑等,也可通过改变血流动力学间接损伤心肌细胞,在心肌病的病理生理进展中起重要作用。

HCM 患者外周血中常见肌细胞产生的 IL-6 和 TNF-α 表达水平升高。当心肌细胞收缩异常时 IL-6 表达增多,并促进 TNF-α 等促炎因子和 MMP 表达升高,但是 IL-6 水平与左心室射血分数无显著相关性。TNF-α 能促进心肌细胞凋亡,并激活 MMP 家族促进心肌纤维化。有研究显示 TNF-α 在 HCM 的扩张期升高更为显著,提示长期过表达 TNF-α 可能诱导心肌持续凋亡。

心肌炎性 DCM 中发现 Th17 细胞增多并产生 IL-17 和 TNF-α 等促炎细胞因子,同时 Treg 细胞减少并导致参与免疫抑制的 IL-10 水平降低,导致心肌纤维化增加和心衰加重。病毒性心肌炎患者体内巨噬细胞和肥大细胞高表达 TLR2 和 TLR4,进一步导致细胞内炎症小体活化,产生大量 IL-1β、IL-6、IL-18 和 TNF-α,促进心肌心肌纤维化和重塑发生,加速发展为 DCM 和心衰的进程。

此外,IL-1β、INF-β 与心衰患者 NYHA 分级直接正相关,IL-10 与之成负相关,并能预测患者死亡率。有研究通过监测 INF-β 和 IL-10mRNA 水平判断炎症相关心肌炎临床用药方案,为个体化治疗提供了很有前景的模式。

六、代谢标志物

1. α- 半乳糖苷酶 A(α-Gal A) α-Gal A 活性检测是 Fabry 病男性患者的首选检测项目,该酶的活性常明显下降可作为确诊依据。Fabry 病男性重症患者 α-Gal A 活性可低于正常酶活性的 1%,α-Gal A 编码基因杂合突变的男性患者 α-Gal A 活性为正常酶活性的 1%~20%。对于 Fabry 病女性患者，α-Gal A 编码基因杂合突变的 α-Gal A 活性可降低至 40% 以下，但约有 30% 酶活性可在正常范围内，因此不能单纯地作为 Fabry 病女性患者的诊断依据。可通过检测血或尿液三己糖酰基鞘脂醇（globotriaosylceramide，GL-3）或球形三酰基神经鞘氨醇（globotriaosylsphingosine，lyso-Gb3）的水平进行辅助诊断。Alharbi 等发现尿 lyso-Gb3 及其类似物总浓度诊断 Fabry 病的特异性和敏感性均能达到 100%。另一方面，α-Gal A 活性检测还有助于高危人群筛查和家系成员的调查。

2. 铁蛋白（ferritin）　血清铁蛋白在筛查机体是否存在铁超负荷具有重要价值，转铁蛋白饱和度高于 55% 且血清铁蛋白 >200ng/ml（女性）或 300ng/ml（男性）提示铁超负荷，与左心室舒张功能障碍、心律失常和 DCM 相关。血清铁蛋白 >2 500ng/ml 时，提示全身存在铁超负荷，心肌受累高风险。应注意铁蛋白是一种体内急性期蛋白，可在急性炎症反应期和肝脏疾病时升高，因此需要进行鉴别诊断。另一方面，血清铁蛋白不具有组织特异性，不能确定心脏是否存在特超负荷，需要结合核磁共振等影像学证据判断。

3. 微量元素　微量元素是能量转运和实现心肌功能的必要共因子。因膳食或疾病导致的微量元素缺乏是心衰和心肌病的原因之一。硒、锌、L- 肉碱、辅酶 Q_{10}、维生素 A、维生素 B_1、维生素 D、维生素 E 等缺乏均是心肌病的危险因素，尤其维生素 D 可作为心肌病预后的独立危险因素。

4. 乳酸及其中间代谢产物　左心室肌致密化不全（left ventricular non-compaction，LVNC）男婴出现中性粒细胞减少症、乳酸酸中毒提示巴氏综合征（Barth syndrome）。乳酸也可作为糖原贮积症Ⅲ、Senger 综合征、丙酮酸脱氢酶复合物缺乏症治疗检测和预后评估的标志物。

七、病毒血清学

DCM 患者心肌组织中能检测到肠病毒、腺病毒、流感病毒、人疱疹病毒、EB 病毒、巨细胞病毒、丙型肝炎病毒和细小病毒等。但是，病毒血清学阳性仅能说明免疫系统曾暴露于上述病毒，不能作为感染依据。因此，常规病毒学检测不建议作为心肌炎疑似患者的筛查检测。

八、其他标志物

1. 内皮素 -1（endothelin-1，ET-1） ET-1 是一种仅有 21 个氨基酸的短肽，参与血管张力调节、有丝分裂调节以及免疫调节。HCM 患者外周血 ET-1 水平常常较正常人群升高 2 倍以上，心脏中 ET-1mRNA 表达水平也显著升高。同样，在 DCM 患者心脏中 ET-1mRNA 和外周血 ET-1 水平亦显著升高，并与不良预后显著相关。

2. 血管紧张素转化酶（angiotensin converting enzyme，ACE） ACE 可将无活性的血管紧张素 I 转化为具有促进血管收缩活性的血管紧张素 II，也将缓激肽水解为苯丙 - 精二肽，是肾素 - 血管紧张素系统和缓激肽释放酶 - 激肽系统的关键酶。外周血中可检测到从血管内皮细胞表面水解下的可溶性 ACE。健康人外周血中 ACE 水平较稳定，而在 60% 结节性心肌病（sarcoid heart disease，SHD）患者中 ACE 活性显著升高，可以作为 SHD 的筛查项目。同样，在心衰患者中可溶性 ACE2 活性显著增加，且与左心室射血分数成反比，与心衰严重程度成正比。

3. 肌酸磷酸激酶（creatine phosphokinase，CPK） CPK 是 CK-MM 和 CK-MB 同工酶前体。显著升高常见于合并 HCM 的遗传代谢病（如糖原累积症、Danon 病）或合并 DCM 的线粒体病（如进行性假肥大性肌营养不良）；中度升高见于累及心脏的强直性肌营养不良症或埃默里 - 德赖弗斯肌营养不良（Emery-Dreifuss muscular dystrophy）。

综上所述，心肌病病理生理机制十分复杂，单标志物策略很难解释心脏病复杂的分子机制和进程。在单次反应中检测多种标志物的策略可能是未来对心肌病进行分层诊断、治疗检测和预后评估的重要方式。

（蔺亚晖　周　洲）

第4章

功能检测

一、心电图和动态心电图

(一)心电图和动态心电图在 HCM 中的临床应用

1. 心电图　HCM 患者心电图改变较早,先于临床症状,所有患者都应进行心电图检查。心电图检查灵敏度高,但特异度欠佳。超过 90% 的 HCM 患者有心电图改变。心电图典型异常表现为左心室高电压、ST-T 变化和病理性 Q 波,这些典型改变有助于提示无症状患者进一步超声心动图或心血管磁共振(cardiovascular magnetic resonance,CMR)检查,及早明确诊断。

心电图提示 HCM 特定的形态变异:左心室肥大阳性标准;下壁导联持续时间≥ 40ms,深度≥ 3mm 的病理性 Q 波与 T 波倒置相结合,提示左心室不对称肥大和心肌纤维化。胸前和 / 或下壁导联巨大的 T 波倒置(>10mm)提示左心室心尖的 HCM;无前壁心肌梗死病史,心前或侧壁导联的 ST 段抬高提示存在左心室心尖部室壁瘤;房室传导阻滞与 Anderson-Fabry 病,淀粉样变性和 *PRKAG2* 突变心脏综合征有关;缺乏肥胖、肺气肿和心包积液的 QRS 波低电压提示心肌肥厚可能与淀粉样变性有关;Danon 病和 *PRKAG2* 突变心脏综合征往往合并预激综合征,Anderson-Fabry 病则仅表现为短 PR 间期,没有预激。

心房颤动是 HCM 患者最常见的心律失常,诱发因素包括心室舒张功能障碍、左心室流出道梗阻和二尖瓣反流引起的左心房压力增大。HCM 患者非持续性室性心动过速(non-sustained ventricular tachycardia,NSVT)的发生率为 20%~46%。

HCM 患者随访过程中,出现任何症状都应重复行心电图检查。心电图也是筛查亲属有无 HCM 敏感的检查。对于 HCM 患者的一级亲属指南推荐使用 12 导联心电图作为筛查检查的组成部分。对于超声心动图没有发现肥厚的 HCM 患者一级亲属,应每 12~18 个月复查 12 导联心电图以进一步筛查。

2. 动态心电图 HCM 患者左心房直径 ≥ 45mm 为心房颤动的危险因素,即使无症状,也应每 6~12 个月进行 48h 动态心电图检查以检测心房颤动。动态心电图监测是 HCM 患者心脏性猝死(sudden cardiac death,SCD)危险分层的重要组成部分,尤其是年轻患者,NSVT 的阴性预测值高达 95%,阳性预测值较低。HCM 患者随访期间,常规应每隔 1~2 年进行一次动态心电图检查。出现任何心律失常相关的症状,则应重新进行动态心电图监测。

(二)心电图和动态心电图在 DCM 中的临床应用

1. 心电图 DCM 患者的心电图表现形式多样,可以从正常心电图到各种异常的表现,但这些异常的心电图表现往往缺乏特异性。窦性心动过速、室上性和室性心律失常均很常见。

(1)P 波异常:DCM 患者在窦性心律时,P 波异常者达 14%~32%。不同病程阶段心电图上可表现为肢体导联 P 波增宽、切迹,V_1 导联出现大的负相或双相 P 波。

(2)QRS 波异常:DCM 的左心室以扩张为主,系广泛的心肌细胞退行性变、坏死、纤维化及心肌细胞消失导致,因而心室激动时产生的电位明显减小,额面导联出现 QRS 波低电压以及胸前导联出现 R 波递增不良十分常见。室内阻滞是 DCM 常见的心电图改变,尤其是左束支阻滞,其发生率为 10%~15%,右束支阻滞较少发生,发生率低于 4%。有些患者 QRS 波时限显著延长(≥ 120ms),但 QRS 波的形态既不像左束支阻滞也不像右束支阻滞。完全性左束支阻滞是 DCM 患者经常使用的心电图标志物,与左心室不良重构呈负相关。病理性 Q 波在 DCM 中比较常见,反映了心肌已有较严重的病理学改变,常常出现在右侧胸前导联和中胸前导联。DCM 的病理性 Q 波的发生率低于 HCM,大多数患者心肌纤维化是出现类梗死性病理性 Q 波的主要原因。

(3)ST-T 改变:DCM 患者心电图 ST-T 改变非常常见,但 DCM 不会出现类似"冠状 T 波"的对称性 T 波倒置和巨大的 T 波倒置。

(4)传导异常和心律失常:心脏节律异常是 DCM 的重要特征。心房颤动和室性期前收缩最常发生,PR 间期延长(一度房室阻滞)发生率为 6%~30%,在活检病例其发生率更高,而其他类型的房室阻滞则相对少见。

2. 动态心电图　DCM 患者往往表现为心动过速，系由房性心律失常导致快速和 / 或不规则的心室反应或频发的异位室性心律失常所致。在这种情况下，动态心电图监测可用于评估常规心律和心率，以及心律失常的频率和复杂性，从而有助于明确诊断，为药物和消融等侵入性治疗的适应证提供依据。

DCM 患者中 NSVT 的发生率为 33%~79%，DCM 患者主要死因为 SCD 或进行性心力衰竭。从理论上讲，动态心电图可以发现 NSVT 的发作，可以将动态心电图监测作为 DCM 不良预后和危险分层的一种工具。然而，不同于缺血性心肌病患者，DCM 时动态心电图的预后价值目前仍存在较大争议。

（三）心电图和动态心电图在 ARVC 中的临床应用

1. 心电图　ARVC 进行性的心肌纤维脂肪浸润导致除极化、复极化和传导异常，超过 90% 的 ARVC 患者 12 导联体表心电图上表现为特征性去极化和复极化的改变。心电图操作简单、价格便宜和重复性好，成为诊断 ARVC 的重要基石。

2010 年修订的工作组指南中的 ARVC 诊断标准，对心电图的标准进行了明确的定义。14 岁以上患者的主要标准：胸前导联 V_1~V_3 的 T 波倒置（无右束支阻滞 /QRS 波时限 >120ms）和胸前导联 V_1~V_3 的 Epsilon 波。14 岁以上患者的次要标准：无完全性右束支阻滞的情况下 V_1~V_2 导联 T 波倒置，或 V_4~V_6 导联 T 波倒置，或完全性右束支阻滞存在时，V_1~V_4 导联 T 波倒置；12 岁以上无右束支阻滞时，V_2~V_3 导联 T 波倒置。次要标准还包括：标准心电图无 QRS 波增宽（QRS 波时限 <110ms），信号平均心电图上晚电位，即以下三个参数中至少一个：① QRS 时限 ≥ 114ms；②小于 40μV QRS 波终末时限（低振幅信号时程）≥ 38ms；③终末 40ms 平方根电压 ≤ 20μV。此外，次要标准还包括 QRS 波终末激动时间 ≥ 55ms（无完全性右束支阻滞时，测量 V_1 或 V_2 或 V_3 导联 QRS 波最低点至 QRS 波末端包括 R' 波）。心律失常主要标准：持续性或非持续性左束支阻滞型室性心动过速，伴电轴向上（Ⅱ、Ⅲ和 aVF 导联 QRS 波负向或不确定，aVL 导联正向）。次要标准：持续性或非持续性右心室流出道的室性心动过速，即左束支阻滞型室性心动过速，伴电轴向下（Ⅱ、Ⅲ和 aVF 导联 QRS 波正向，aVL 导联负向）或电轴不明确。

除了已建立的心电图诊断标准外，研究显示肢体导联的 QRS 波低电压（<0.5mV）可以预测左心室受累。Jain 等研究显示在无任何右束支阻滞的情况下，心电图 V_3 导联 T 波倒置是诊断 ARVC

敏感性和特异性最佳的指标；在完全性右束支阻滞时，V_1 导联的 R/S 比值 <1 是敏感性和特异性最佳的心电图特征。值得注意的是，在没有其他 ARVC 诊断标准存在的情况下，单纯 V_1~V_2 导联 T 波倒置可以为正常变异。在儿童，年龄特异的胸导联 T 波倒置非常常见。

2. 动态心电图　根据 2010 年修订的工作组标准，ARVC 是基于多维评分系统诊断的。诊断和危险分层的主要心律失常标准包括电轴向上的左束支阻滞形态的 NSVT 或持续性室性心动过速。次要标准包括右心室流出道来源的即电轴向下或不确定的左束支阻滞形态的 NSVT 或持续性室性心动过速，以及每 24h 室性期前收缩 >500 个。因此，对所有疑似 ARVC 的患者初始评估应包括 24h 动态心电图监测。必要时可以延长监测时间，以尽可能捕获到心律失常信息。尽管在 ARVC 中室性期前收缩的日常变化差异性显著，但是约 90% 的 ARVC 患者 24h 动态心电图足以记录超过 500 个室性期前收缩的诊断标准。

评估 ARVC 先证者的所有一级亲属时均应进行动态心电图监测。右心室起源的室性心动过速发作或室性期前收缩 >200 个 /24h，提示家族性受累。对于 ARVC 的疑似患者进行系列随访评估的频率尚无共识，但每年进行评估是合理的。ARVC 先证者亲属心电图和 / 或动态心电图的异常可能会先于心脏结构的改变，此外，体表心电图正常，动态心电图也可能检测出复杂的心律失常。因此，ARVC 患者和一级亲属随访应接受定期的心电图和动态心电图监测，以定期评估症状的新发或恶化。

（四）心电图和动态心电图在 RCM 中的临床应用

限制型心肌病和浸润性心肌病患者，均应进行心电图和动态心电图检查。心电图可表现窦性心律，心房颤动也不少见。P 波大，提示双心房增大，非特异性复极异常，表现为 ST-T 改变。QRS 波低电压、异常 Q 波、束支阻滞和房室传导阻滞提示浸润性心肌病或结节病。

轻链（AL）型淀粉样变 45% 的患者表现为异常 Q 波，部分表现为 QRS 波低电压，约 16% 的患者可能存在左心室肥厚。初次就诊时 QRS 波低电压与心肌肥厚不符有助于提示诊断。野生型转甲状腺素淀粉样变性心肌病 QRS 波低电压占 25%。

心脏结节病有临床症状时，心电图可表现为 QRS 碎裂波（75%）、右束支传导阻滞（23%）、左束支传导阻滞（3.8%）或不同程度的心脏传导阻滞。极少出现病理性 Q 波或 Epsilon 波。临床无症状的心脏结节病患者只有 3.2%~8.6% 的心电图异常。

24h 动态心电图可以记录心电图可能遗漏的传导异常和心律失常，包括间歇性房室传导阻滞、室上性心律不齐、室性期前收缩和 NSVT。

（五）心电图和动态心电图在 LVNC 中的临床应用

大多数 LVNC 患者的心电图表现异常，但往往缺乏特异性。87% 的患者显示 QRS 波高电压，提示左心室肥大或双心室肥大。复极异常，ST-T 改变，T 波倒置。左心房扩大，电轴左偏，QTc 间期延长，部分患者合并预激综合征。在新生儿和儿童，部分存在显著 QRS 波高电压。部分表现为室内传导阻滞和房室传导阻滞。

心律失常在 LVNC 中经常发生，可表现为快速性室上性心律失常，如心房颤动、阵发性室上性心动过速、室性心动过速以及缓慢性心律失常，其中许多是危及生命的。动态心电图有助于及时发现相关心律失常，指导进一步及时治疗方案。

二、直立倾斜试验

（一）概述

直立倾斜试验（head-up tilt test，HUTT）是通过调整倾斜床的角度，使受试者被动处于头高足低位的倾斜状态，从而诱发和诊断晕厥的一项检查技术。对于不明原因的晕厥患者在初步评估后，当疑为神经介导的血管迷走性晕厥或考虑直立性低血压时，需要明确诊断的患者，建议其行直立倾斜试验。同时，直立倾斜试验也有助于鉴别晕厥和心理性假性晕厥。

（二）禁忌证

1. 严重的冠状动脉狭窄、重度主动脉瓣狭窄、严重的左心室流出道梗阻、重度二尖瓣狭窄、严重的脑血管疾病、妊娠患者。

2. 使用异丙肾上腺素激发时，除上述禁忌证外尚包括未控制的高血压、已知有严重心律失常的患者。

3. 使用硝酸甘油激发时尚包括青光眼、低血压。

4. 75 岁以上患者慎做。

尽管试验的风险很低，但是仍建议准备好必要抢救措施，包括除颤器及抢救药物。

（三）诊断标准

1. 无结构性心脏病患者出现反射性低血压 / 心动过缓伴有晕厥

或进行性直立性低血压（伴或不伴症状）分别诊断为反射性晕厥和直立性低血压。

2. 无结构性心脏病患者出现反射性低血压/心动过缓，未诱发出晕厥者为可疑反射性晕厥。

3. 出现意识丧失或疑似意识丧失时不伴有低血压和/或心动过缓可考虑心理性假性晕厥。

（四）在心肌病中的应用

HUTT 评价的是心血管系统的自主神经调节功能，是诊断神经介导的反射性晕厥的辅助性诊断手段。但倾斜试验无法对疾病作出诊断，也不能对所有不明原因晕厥的人群明确病因诊断。心肌病常常合并各种心律失常，以室性异位搏动和心房颤动常见，心肌病中心源性晕厥常常和反射性晕厥合并存在。一些研究表明倾斜试验阳性率为51%~56%，而心律失常性晕厥患者阳性率为45%~47%。

这些患者中，HUTT 阳性表明患者对直立性应激敏感。无论晕厥的病因和机制如何，这种低血压易感性都会引起晕厥。例如，由于心动过速引起的心源性晕厥中，晕厥机制既包括心律失常本身又包括低血压易感性，倾斜试验阳性可证实这一点。

三、心肺功能检测

（一）概述

心肺运动试验（CPET）是一项可动态评价心脏、肺和机体功能状态的临床检测手段，是目前唯一可以客观定量地无创检查人的整体功能状态的方法。进行此项检查的目的是更好地了解患者整体健康状态、临床疾病的诊断与鉴别诊断、评价药物及各种治疗方法的效果、危险分层和预测死亡存活预后。

全套的 CPET 是在静息状态下进行全套静息肺功能测试，随后在心电图、血压、血氧饱和度、心排血量等监测下进行逐步增加功率的踏车（或上肢功率计）的运动，一般以受试者自觉不能耐受为运动停止节点。

（二）主要指标及简要分析

1. 心肺功能状态评估重要指标

（1）峰值摄氧量（VO_2peak）：VO_2peak 占预计值 80% 以上为心肺功能状态基本正常，65%~80% 为轻度受限，50%~65% 为中度受限，50% 以下为重度受限，35% 以下为极重度受限。根据 VO_2peak、无氧阈（AT）、峰值心排血量、峰值氧脉搏等多项指标判断受试者的整体功能状态。指导临床评估常用的也是最直观的指标为 VO_2peak。

（2）无氧阈（AT）：即无氧运动逐渐代替有氧运动的过度点。AT能更敏感地反映组织氧需供平衡，且受患者努力程度、功率增长速率及代谢底物的影响较小。心肌病患者的 AT 值也会随着心功能状态不佳有所下降，甚至在图形为波浪式呼吸的严重心力衰竭患者数据分析中，AT 点也无法找到。同时，AT 也是建立康复训练运动处方的主要参照依据。

（3）氧脉搏（VO_2/HR）：心功能减退所致每搏量降低也可导致氧脉搏下降。运动中随着功率的增加，氧脉搏也逐渐增加，若在接近运动峰值状态下氧脉搏图形显示增势变缓或出现平台，则提示心肌缺血或氧供需不平衡等可能性。在心肌病及冠心病患者中常会出现明显的改变。

（4）氧气通气有效性：根据摄氧通气效率峰值平台（OUEP）占预计值 80%~120%，判定为基本正常。

（5）二氧化碳通气有效性：根据最低的二氧化碳通气当量（lowest VE/VCO_2）和二氧化碳通气当量斜率（VE/VCO_2 slope）这两个指标占预计值 80%~120% 的范围内，判定为基本正常。

（6）最大呼吸交换率（RER）：也称 RQ-（VCO_2/VO_2），CPET 的努力程度体现，若峰值 RER ≥ 1.10，则证明受试者在操作医师的鼓励下尽力完成了运动测试。数据能体现受试者此时真实心肺功能状态，准确性更高。

2. 心脏移植患者筛选的指标　当 VO_2peak ≤ 14ml/（min·kg），同时峰值 RER>1.05，符合心脏移植等待标准；当 VO_2peak<10ml/（min·kg），同时峰值 RER>1.05，符合心脏移植紧急等待标准。

3. 运动心电图及心血管反应　静息状态与运动中心电图是否有异常表现，例如有无心律失常、有无明确的心肌缺血心电图表现等。运动至峰值时心率是否有相对正常幅度的提升，若浮动较弱或出现异常抬升则考虑病理状态所致。心率储备用预计最大心率与运动中达到最大心率的差值来表示。健康人心率储备值 <15%pred。但临床上广泛应用的 β 受体阻滞剂等影响心率的药物对其临床意义具有影响。

4. 运动呼吸及流速容量环反应　潮气量、每分通气量、呼吸频率运动至峰值时心率是否有相对正常幅度的提升；若浮动较弱或出现异常抬升则考虑病理状态所致。呼吸储备反映极量运动时的呼吸储备能力，呼吸储备降低是肺通气受限患者的特征性表现，如限制性或阻塞性肺疾病等常导致呼吸储备降低；而心血管或其他疾病限制运动时呼吸储备可升高。

5. 静态肺功能　包括肺容量、肺通气、大气道通气功能、小气道通气功能、弥散功能等全套无创静态肺功能测试。本项以最新肺功能测试的指南为准，此处不再赘述。

（三）绝对禁忌证

运动绝对禁忌证（运动危险分层：高危，需在病情稳定或进行适当治疗后才可进行运动测试）：

1. 近期安静心电图显示严重心肌缺血、近期心肌梗死（2d 内）。

2. 不稳定心绞痛或已明确的运动可引起症状或血流动力学改变的不可控制的心律失常或晕厥。

3. 严重的有症状的主动脉狭窄。

4. 急性肺栓塞或肺梗死。

5. 急性心肌炎或心包炎、其他急性心血管事件。

6. 怀疑或已知急性动脉瘤撕裂。

7. 全身感染、伴发热、全身疼痛或淋巴结肿大。

8. 主动脉、大动脉夹壁瘤。

CPET 包括全套肺功能检测，在心电、血压、血氧等生命体征监测下进行运动测试，并以受试者症状限制为最终运动停止节点，采集全程的摄氧量（VO_2）及其他指标数据。目标是评估受试者的心肺整体功能状态，因此除了各种疾病的急性期或已知的暂不可运动的疾病外，原则上均可进行评估；以上禁忌证，在全面监测并做好安全防范措施的前提下，临床医师及操作医师可根据受试者本人状态来评定能否进行测试。也有部分专家认为该检查无绝对临床意义上的禁忌证，因此在筛选患者及指导试验的操作医师的经验就显得十分重要。

（四）在心肌病中的临床应用及适应证

1. 运动耐量评估及运动耐量减低原因评估　确定功能受损及功能容量（VO_2peak），确定运动受限因素和病理生理机制。

2. 心肌病伴有或不伴有心力衰竭患者的评估　心肌病伴有或不伴有心力衰竭患者的功能评估和预后；运动处方制订以及心脏康复的运动训练反应评估；心肌病致心力衰竭终末期心脏移植的术前评估。

3. 心肌病伴有心血管系统其他疾病患者的评估　心肌病患者

除常见的心功能不同程度受损外，还经常伴随其他心血管疾病，如心律失常、急性冠状动脉综合征、先天性心脏病、其他解剖畸形等，在非急性期内均可进行 CPET 评估。

4. 心肌病伴有肺部疾病及其他系统疾病患者的评估　对于心肌病伴有慢性阻塞性肺疾病、间质性肺病、肺血管疾病、肺纤维化、运动诱发的支气管痉挛等的评估。以及一些特定的临床应用，例如术前评估、临床相关研究、肺切除术、接受腹部大手术的老年患者、肺康复的运动评价、运动处方、损害 - 残疾的评估、肺移植和心肺移植术前、术后评估等。

CPET 试验不仅作为心、肺疾病诊断的测试之一，更是其他系统疾病及正常人进行心肺功能无创检测的较好方案，因此对于 CPET 的适应证及适应人群而言，临床应用比上述的更为广泛。

5. CPET 过程中运动后晕厥的注意事项　在监测心率及血压平稳下降并历度过 5min 的恢复期后，并不代表受试者完全恢复。在完全结束检查后，需要嘱咐受试者稍坐休息，观察有无不适，有部分受试者离开检查室后会出现黑矇和晕厥的症状。这种情况大多发生于心肌病患者和有血管迷走性晕厥病史的患者，受试者心率及血压一般都会有明显下降，此时要将受试者平卧于床上或地上，双腿屈膝，并进行血压监测，有条件的，继续进行心电图监测，持续观察生命体征，大多患者会逐渐恢复，心率及血压也会逐步上升至正常水平；若有不可控情况出现，需及时采取应急抢救措施。

6. CPET 过程中心电图监测的注意事项　心电图作为 CPET 检测中必不可少的监测项目，发挥着重要作用，可以了解受试者在运动期间是否发生心肌缺血及心律失常。根据目前的病例经验，常见的心律失常：①房性期前收缩及室性期前收缩，且大多发生在运动达到极值或极值后的恢复期，有的为偶发，有的为频发，甚至会有短阵房性心动过速和室性心动过速发生；②有阵发性心房颤动史的受试者，大多在运动开始或运动到极值附近时从窦性心律转为心房颤动，恢复期可转复为窦性心律或继续维持心房颤动；③持续性心房颤动患者在运动至极值附近，大多会发生快速心室率的心房颤动；④运动中也可能发生完全性左束支阻滞。以上几种常见情况，需要在操作医师严密监测患者生命体征和良好的沟通下进行。若患者无明显不适，且生命体征平稳，可不作为运动立即停止的指征。因为与患者测试后的沟通，了解很多患者在监测时发生心律失常并无不适。

检测中还会出现各种各样的情况,因人而异、因病而异,需要操作医师拥有丰富的经验,才能在保证安全的情况下完成检查。

(程怀兵　何　佳　翟文轩　孙兴国　贾玉和)

第 5 章

超声心动图和血管超声

一、超声心动图在 HCM 中的临床应用

超声心动图在肥厚型心肌病（HCM）诊断中和治疗策略的制订中均发挥着重要的作用。首先，超声心动图可以对 HCM 进行分型；其次，超声心动图还可以提供除了左心室流出道梗阻以外的其他重要指标。

1. 左心室室壁厚度的测量　对于怀疑 HCM 的患者及其家属，应当自基底段到心尖段仔细测量室壁厚度，建议在舒张末期，左心室短轴切面测量，在二尖瓣水平、乳头肌水平和心尖水平分别测量。对于右心室室壁厚度的测量，推荐在三尖瓣水平，左心室长轴切面或者剑突下四腔心切面测量，右心室室壁厚度 >5mm 诊断为肥厚。多数 HCM 是非对称性室壁肥厚，多数位于室间隔，少数表现为侧壁、下后壁或者心尖肥厚。另有少数患者表现为对称性肥厚。对于左心室室壁厚度的测量，注意心内膜的识别，勿将右心室面肌束和左心室面异常肌束包含在内。诊断标准：无家族史，任何一个节段厚度 ≥ 15mm；直系亲属确诊 HCM 者，任何一个节段厚度 ≥ 13mm；非对称性肥厚：未合并高血压，室间隔厚度 / 左心室后壁厚度比值 ≥ 1.3；合并高血压，室间隔厚度 / 左心室后壁厚度比值 ≥ 1.5。

2. 左心室收缩功能的评价　多数 HCM 患者左心室射血分数（EF）和左心室短轴缩短率（FS）表现为正常或者升高。EF 的测量，可应用 M 型超声、双平面法或三维超声技术。即使 EF 正常或者升高时，基于斑点追踪技术的左心室纵向应变（GLS）多降低。EF<50% 者往往预后较差。

3. 左心室舒张功能的评价　TTE 可以无创评估左心室舒张功能。常用指标：①E/e'>14；②左心房容积指数 >34ml/m²；③组

织多普勒（TDI）二尖瓣环运动速率 e'：室间隔侧 e'<7cm/s，侧壁侧 e'<10cm/s；④三尖瓣反流峰值流速 >2.8m/s。其他指标：①E/A>2；②肺静脉反流频谱（Ar-A 间期 >30ms）。

4. 左心房大小的测量　常用的指标是左心房前后径、左心室长轴切面、二尖瓣开放前 1~2 帧测量。但是，基于前后径不能完全反映左心房容积，通常采用左心房容积指数（左心房容积 / 体表面积），左心房容积一般在四腔心或两腔心切面，采用面积 - 长度法，描记最大容积，且不能包含肺静脉和左心耳，二尖瓣开放前 1~2 帧测量。

5. 左心室流出道梗阻（LVOTO）和左心室中部梗阻的评估　LVOTO 或左心室中部梗阻的定义：静息状态下或运动激发后，左心室流出道（LVOT）或左心室中部峰值压差 ≥ 30mmHg。LVOT 或左心室中部峰值压差 ≥ 50mmHg 是手术指征（外科切除术或经导管酒精消融术）。

6. HCM 与肺动脉高压　无论是否合并 LVOTO，HCM 患者心肌的僵硬和肥厚造成了左心室舒张功能障碍，血流动力学障碍引起左心房压力的升高，肺毛细血管回流入肺静脉受阻，肺动脉压力增高，随着年龄和不良血流动力学的影响，严重的可发展为阻力型肺动脉高压。

7. 左心室心尖部室壁瘤　美国多中心的 1 299 例的 HCM 研究显示：①HCM 合并左心室心尖部室壁瘤的患病率约占 HCM 患者的 2%，年龄 26~83 岁均会发生；②室壁瘤大小 >4cm 的预后比室壁瘤 ≤ 4cm 差；③用超声心动图诊断室壁瘤，对于小的室壁瘤容易漏诊，加用 CMR 的高图像分辨率可以提高诊断的灵敏度。

8. HCM 与感染性心内膜炎　①根据多中心的 810 例 HCM 研究，HCM 合并感染性心内膜炎的患病率约占 HCM 患者的 1.2%。在合并 LVOTO 的患者中患病率约 0.38%/ 年、4.3%/10 年。②赘生物的位置常位于增厚的二尖瓣前叶或邻近室间隔近端的表面，报道的病例大多有 LVOTO。经胸和经食管超声心动图对赘生物的识别灵敏度较高。③HCM 合并感染性心内膜炎容易合并心功能损伤、瓣膜损害和系统性栓塞。

9. 右心室流出道梗阻　可单独出现，也可合并 LVOTO，多数是因为右心室流出道的异常肌束（隔束或壁束肥厚）。右心室流出道的梗阻往往容易被忽视，检查中应当注意扫查右心室流出道。

10. SCD 危险分层中的应用　用于预测 SCD 风险的超声心动图指标：①室壁最厚处 >30mm；②LVOTO；③左心房扩大；④心尖

部室壁瘤；⑤左心室收缩功能降低；⑥运动激发试验：激发诱发的室壁运动异常。

11. 负荷超声心动图 对于 HCM 患者，推荐运动激发。由于药物激发不能反映患者生理状态，且多数无法耐受，故不推荐药物激发。激发的方式有 Valsalva 试验、站立试验、蹲起运动、平板运动以及蹬车试验。激发后，可以评价 LVOTO，且 LVOTO 是猝死的一个危险因素。

12. 家族成员的筛查 鉴于超声心动图的便捷性，是家族成员筛选的首选检查。尤其是基因阳性，而表型阴性患者的长期随访。

13. 超声心动图斑点追踪技术 临床上可用于室壁运动的评价、左心室心肌功能受损的早期发现、心肌局部和整体收缩功能的评价、左心室心肌运动功能的监测等。

14. 三维超声 目前，对于室壁厚度的测量和室壁瘤的诊断及心室功能的评价方面具有一定优势。

15. 超声心动图与 CMR 优缺点对比 详见表 5-1。

16. 鉴别诊断 主要鉴别高血压性心肌肥厚和运动员心肌肥厚。超声在鉴别诊断中的优势主要是形态学的分析（表 5-2）。

表 5-1 超声心动图与 CMR 在 HCM 诊断中的优缺点对比

优劣势	超声心动图	CMR
优势	便捷性	心尖肥厚的诊断
	LVOT 压差，以及二尖瓣器的评价	组织特性，延迟扫描评价心肌纤维化
	舒张功能评价	心尖部室壁瘤及血栓
	左心室应变的评估	乳头肌异常的评估
	外科或酒精消融术中监测	良好的图像质量
	家族成员筛查的便捷性	
	价格便宜	
劣势	组织特性无法判断	费用昂贵
	前壁和心尖室壁难以清晰显示	不能普及
	无法直接评估心肌纤维化	左心室流出道血流动力学
	声窗依赖	二尖瓣瓣器的评价困难

表 5-2　HCM 的鉴别诊断

部位	HCM	高血压	运动员心脏	心肌淀粉样变性	Anderson-Fabry 病
左心室	大多数为非对称性肥厚,室壁回声粗糙	对称性,中度肥厚,室壁回声无明显异常	轻度到中度肥厚,对称性,左心室扩大	中度肥厚,对称性,心肌回声呈颗粒状	对称性肥厚,多为无特异性,下后壁基底段运动减弱
右心室	少数肥厚	无明显变化	扩大	游离壁增厚	游离壁增厚
左心房	扩大	少数扩大	正常或轻度扩大	扩大,房间隔壁增厚	扩大
二尖瓣	增长,瓣下腱索异常	无明显异常	无明显异常	瓣膜增厚及损害	增厚
主动脉瓣	少数可增厚	无明显异常	无明显异常	无明显异常	少数可致主动脉瓣增厚
乳头肌	可肥大	少数可肥大	无明显异常	肥大	无明显异常
其他	LVOTO 或左心室中部梗阻,左心室心尖部室壁瘤形成	治疗后室壁厚度逆重构	治疗后室壁厚度逆重构	左心室心尖运动可保留,心包积液	心肌回声为一种双层表现,即高回声的心内膜层和低回声的心内膜下层结构

二、超声心动图在 DCM 中的临床应用

超声心动图检查具有无创、实时、便携的特点,是扩张型心肌病(DCM)患者病情评估的首选影像检查。它可以实时评估心脏大小、瓣膜功能、室壁运动、心脏功能、心腔内血栓以及肺动脉压力等情

况，为 DCM 的诊断、危险分层提供重要信息，指导临床治疗及预后判断，并在 DCM 患者家族成员的筛查中起到重要的作用。

DCM 的超声心动图表现主要为心腔扩张、室壁运动变化、心室功能减低、瓣膜功能变化以及心腔内血栓等。

1. 心腔扩张 心腔扩张以左心房（LA）、左心室（LV）为主，右心房、右心室亦可增大（图 5-1A、B）。二维超声显示左心室扩大，典型者左心室形态失常，呈球形改变，左心室流出道增宽。超声评估左心室的大小最常用的指标是舒张末期内径（LVEDD）、收缩末期内径（LVESD）、舒张末期容积（LVEDV）和收缩末期容积（LVESV）。

2. 室壁运动变化及心室功能减低 室间隔及左心室游离壁厚度相对变薄（实际测量值可变薄、正常或稍厚），左心室壁运动幅度及收缩期增厚率减低，右心室壁运动亦可减低（图 5-1C、D、F）。左心室扩大伴左心室射血分数（LVEF）<45% 是原发性 DCM 的诊断标准。在左心室收缩功能减低的同时，舒张功能也有受损。超声评价心肌病患者左心室舒张功能需综合多个指标，包括 E/A、平均 E/e'、三尖瓣反流峰值流速和左心房容积指数等。

右心室功能的超声评价指标包括三尖瓣环收缩期位移（TAPSE）、右心室面积变化分数（FAC）、组织多普勒侧壁三尖瓣环收缩期峰值速度（S'）、右心室心肌做功指数（RIMP）、3DE 右心室射血分数（RVEF）、右心室纵向应变及应变率等，其中前三项是常用的指标。TAPSE<17mm、FAC<35%、S'<9.5cm/s、RIMP>0.43（脉冲多普勒测量）或 >0.54（组织多普勒测量）提示右心室功能不全。

3. 瓣膜功能变化 DCM 患者瓣膜开放幅度减低、合并瓣膜反流，各组瓣膜均可出现，以二尖瓣明显（图 5-1E）。

DCM 患者瓣膜形态一般无明显异常，功能异常往往表现为一组或多组瓣膜反流，以二尖瓣反流最为多见，其次为三尖瓣反流。瓣膜反流表现为源自瓣口的反流性血流信号。

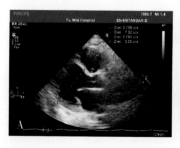
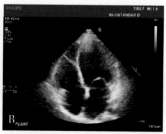

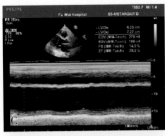
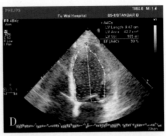
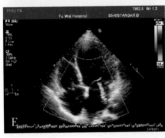
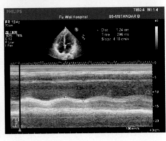

图 5-1 DCM 超声心动图

A. 胸骨旁左心室长轴切面显示左心房、左心室、右心室增大；B. 心尖四腔心切面显示全心增大；C. M 型显示室间隔及左心室后壁运动幅度明显减低，测量左心室 FS 14%，EF 28.8%；D. Simpson 法测量 LVEF 30%；E. 心尖四腔切面彩色多普勒显示二尖瓣少中量反流，三尖瓣少量反流；F. M 型超声测量 TAPSE 约 12mm。

4. 其他 心功能严重减低的 DCM 患者，由于心腔内血流淤滞，二维超声可显示心腔内血流自发显影，呈"云雾状"回声。部分患者可显示心腔内的血栓形成。同时通过测量下腔静脉内径及吸气塌陷率，结合多普勒技术测量三尖瓣反流峰值速度，可计算肺动脉收缩压，为患者预后提供信息（图 5-2）。严重心力衰竭合并心包积液者，可显示心包腔内无回声区。

超声心动图的一系列指标可以用于评估 DCM 患者的预后。英国超声心动图学会（BSE）指南提出用于判断 DCM 患者预后不良的指标包括左心室球形指数（SI）、左心室流出道速度时间积分（LVOT VTI）、左心室收缩末期内径、LV dp/dt 和肺动脉高压。DCM 患者预后不良的标志包括 SI 接近 1、LVOT VTI<18cm、LV dp/dt<600mmHg/s。一旦出现右心室功能不全也提示预后不佳。超声心动图负荷试验也可提供 DCM 患者的预后信息，无收缩功能储备是预后不良的标志。在某些 DCM 患者中，超声也可用于评估心室不同步。

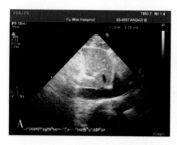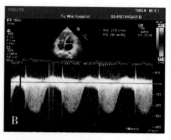

图 5-2　DCM 患者肺动脉收缩压的评估

A. 下腔静脉长轴切面，显示下腔静脉管径增宽，测量下腔静脉近心端内径约 17mm；B. 连续多普勒显示三尖瓣反流频谱，测量三尖瓣反流峰值流速约 2.7m/s，峰值压差约 29mmHg。

三、超声心动图在 ARVC 中的临床应用

ARVC 是一种特殊类型的心肌病，典型病理改变就是右心室游离壁的心肌组织进行性被脂肪纤维组织所替代，常累及发育不良三角（triangle of dysplasia），即右心室流入道、流出道以及右心室心尖部，进而导致右心室收缩功能不全、心律失常，甚至猝死。超声心动图的典型改变包括右心室扩大、右心室壁运动异常、右心室收缩功能下降，此时左心室收缩功能正常或轻度减低，肺动脉压力正常。二维图像上，在胸骨旁长轴和短轴切面均可见右心室及流出道明显扩张（图 5-3），可以看到右心室肌小梁增多，调节束回声增强，甚至个别患者可见右心室室壁瘤形成（图 5-4）。彩色多普勒检查：由于右心室扩大，导致三尖瓣环继发性扩大，进而出现三尖瓣反流并不少见，从中度到重度程度不等。超声心动图的诊断标准详见表 5-3。

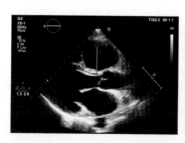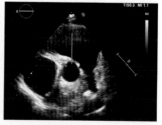

图 5-3　ARVC 患者二维灰阶成像

胸骨旁长轴切面（左图）及短轴（右图），可见右心室明显增大，右心室流出道内径明显增宽。

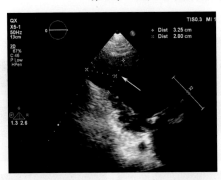

图 5-4　ARVC 患者右心室流入道切面

可见右心室游离壁变薄，心尖部局外向外膨出，
无运动，提示室壁瘤形成（蓝色箭头）。

表 5-3　ARVC 患者超声心动图诊断的主要标准及次要标准

主要诊断标准	次要诊断标准
右心室壁局部运动减低、无运动或室壁瘤，附加以下指标中的一项：	右心室壁局部运动减低、无运动，附加以下指标中的一项：
1. 胸骨旁长轴切面测量 RVOT >32mm（>19mm/m²）	1. 胸骨旁长轴切面测量 RVOT >32mm（>19mm/m²）
2. 胸骨旁短轴切面测量 RVOT ≥36mm（≥19mm/m²）	2. 胸骨旁短轴切面测量 RVOT ≥36mm（≥19mm/m²）
3. 右心室面积变化分数 ≤33%	3. 右心室面积变化分数<40%，≥33%

注：RVOT，右心室流出道。

四、超声心动图在 RCM 中的临床应用

RCM 限制型心肌病有独特的形态学和血流动力学特征，超声心动图在诊断及鉴别诊断方面为临床提供有价值的信息。

（一）诊断

1. 心房明显增大，左心室内径正常或缩小，随着病情的进展心室腔可扩张。室壁厚度通常正常，但在某些继发浸润性病变如心肌淀粉样变或贮积性病变，心室壁可能增厚。

2. LVEF 早期正常，晚期可减低。左心室舒张功能障碍表现为限制型充盈障碍（图 5-5）。

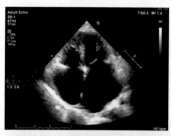
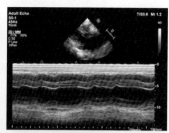
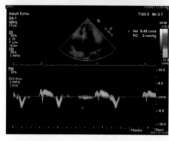
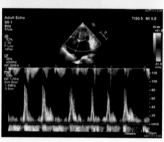

图 5-5 RCM 患者超声心动图

双心房明显增大，左心室内径正常，LVEF 正常。二尖瓣环组织多普勒速度 e'6cm/s，E/e'17，左心房容积指数 72ml/m²，二尖瓣舒张期血流 E/A 2.5，表现为限制型充盈障碍。

（二）鉴别诊断

超声心动图有助于鉴别特发性与继发性 RCM，提供病因学诊断，也可鉴别缩窄性心包炎引起的心室充盈障碍。

1. 心肌淀粉样变 超声可见心室壁常增厚，心肌回声呈颗粒状，伴有瓣膜增厚及损害，晚期 LVEF 可降低，但心尖运动可保留。但心室壁厚度正常不能排除心肌淀粉样变（图 5-6）。

2. 心脏结节病 心脏结节病的超声异常包括节段性室壁运动异常（非冠状动脉分布特征）、室壁瘤、室间隔基底部变薄等。

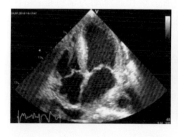
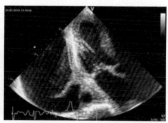

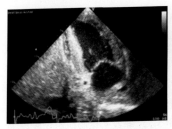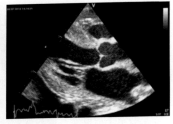

图 5-6　心肌淀粉样变的超声表现，心室壁增厚，心肌回声呈颗粒状

3. 嗜酸性粒细胞增多性心内膜炎　早期超声心动图可正常，晚期超声可见心室心内膜回声增强，可见心内膜附着血栓，心尖部可见环形增厚或闭塞，导致患者舒张功能明显受损，可见心包和胸腔积液。

4. 缩窄性心包炎　见表 5-4。

表 5-4　超声心动图鉴别 RCM 和缩窄性心包炎

项目	RCM	缩窄性心包炎
心包	正常	增厚 >4mm 或钙化
心腔大小	心室正常或减小 心房增大	心室减小 心房增大
室间隔异常运动	无	有，随呼吸异常运动
二尖瓣 E 峰速度随呼吸的变化	无或 <10%	30%~40%
二尖瓣彩色血流传播速度	≤ 50cm/s	>50cm/s
肝静脉血流	吸气相肝静脉血流逆流	呼气相肝静脉血流逆流
肺动脉收缩压	中度或重度升高	正常或轻度升高
二尖瓣环组织多普勒速度	室间隔侧 e'<7cm/s 或侧瓣环 e'<10cm/s	e'>12cm/s，但侧瓣环 e' 受心包粘连可减低

（三）疗效评价及预后

超声心动图可评价 RCM 的治疗效果，评价心脏结构及功能的改善，提供预后信息。

五、超声心动图在 LVNC 中的临床应用

LVNC 心肌致密化不全与 DCM 临床表现相似,随着影像学诊断技术的不断进步,超声心动图对于 LVNC 的检出率逐年增加。超声心动图的典型表现可表现为左心室明显扩大,左心室腔呈球形改变,致密化的心肌组织变薄,非致密心肌组织增厚,以左心室心尖部、左心室下后壁受累最为常见(图 5-7);非致密心肌组织表现为肌小梁明显增多,呈海绵样改变,彩色多普勒成像可见其内有低速血流信号充盈,部分患者其内可见实性团块填充,考虑血栓形成可能;左心室整体收缩、舒张功能均受累,20%~40% 的患者出现左心室限制型充盈改变。20%~30% 的患者同时合并右心室受累,但是由于正常人右心室腔肌小梁较为丰富,从而增加了诊断难度。超声增强显影能够增强对心内膜边界的显示,有助于非致密心肌组织的识别以及对左心室的整体收缩功能进行评价(图 5-8)。

六、超声心动图在 Takotsubo 综合征中的临床应用

Takotsubo 综合征(Takotsubo syndrome, TTS)的特点为一过性左心室局部收缩功能异常,最常累及左心室心尖部,部分病例在左心室壁中段可见室壁运动异常,而未受累的左心室基底段室壁运动往往呈现代偿性增强。超声心动图可见节段性室壁运动异常,室壁运动幅度减低、无运动,甚至矛盾运动,以左心室心尖部最为明显,心尖部膨出,左心室整体收缩功能因而减低,个别严重病例,同时

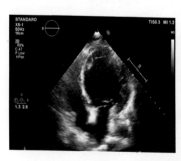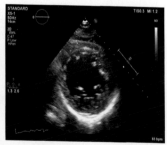

图 5-7　LVNC 患者二维灰阶成像

左图心尖四腔切面可见左心室明显扩大,左心室心尖部可见较为丰富的肌小梁回声,提示非致密心肌组织增多。右图为左心室短轴切面,可见左心室壁致密化心肌组织明显变薄,以左心室下后壁受累更为明显,非致密心肌组织明显增多。

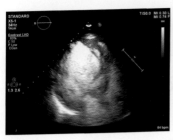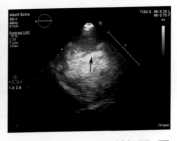

图 5-8 LVNC 患者左心室心尖部长轴切面及左心室短轴切面,可见左心室腔内肌小梁明显增多,左心室心尖部探及局部充盈缺损区域,提示肌小梁内血栓形成(箭头所示)。

合并左心室心尖部附壁血栓形成。由此造成的动力性左心室流出道梗阻亦有报道,其发生率 >10%。该状态可持续数天、数周甚至数月,当病情缓解后,局部室壁运动异常明显改善甚至消失。

(肖明虎　万琳媛　权　欣　王婧金　王　浩)

第 6 章

胸部 X 线和 CT 检查

一、胸部 X 线和 CT 检查的诊断价值

（一）X 线胸片

临床疑诊心肌病患者，必须完成 X 线胸片检查。胸片主要用于观察：

1. 心脏在胸腔中的位置，心脏大小和基本形态。

2. 双肺及肺内动静脉血管的分布、走行和粗细等基本形态。

3. 间接判断心功能和肺循环高压情况。

4. 患者治疗后复查时，可以粗略对比上述三方面的变化。

（二）心脏和冠状动脉 CT

在心肌病诊断领域，心脏 CT 检查具有以下优势：

1. 冠心病的诊断与排除特别有利于临床鉴别冠心病抑或心肌病。

2. 观察心腔和周围结构，包括瓣膜、心腔大小、心肌厚度、心腔内有无占位病变、心包增厚与钙化、心包积液等。

3. 心功能分析各房室腔的运动功能、左心室心肌 17 个节段运动功能。

4. 新技术软件可以分析心肌灌注（定量血流）、心肌内脂肪和瘢痕组织（心肌细胞外容积 ECV），以及心肌各方向的张力（strain）。

5. 双肺内病变，以及肺内动静脉血管的分布、走行和粗细，肺动脉内血栓等；间接判断心功能和肺循环高压情况。

6. 复查起搏器、ICD 等均不是禁忌证。

二、常见心肌病的X线和CT表现

（一）HCM的胸部X线和CT表现

1. X线胸片　约 3/4 的患者心脏不大或仅有左心室轻度增大，少数患者心脏呈中至高度增大，而且主要累及左心室，左心室增大主要表现为左心缘的圆隆（图 6-1）。如果不合并左心功能不全，肺血管纹理可正常表现；左心功能不全时，有肺淤血改变，心脏重度增大者可有间质性肺水肿或急性肺泡性肺水肿改变（图 6-2）。

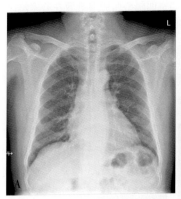
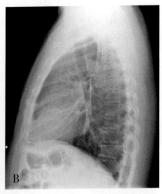

图 6-1　心尖 HCM 患者，双肺轻度肺淤血改变，左心房轻大

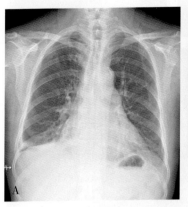
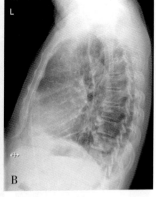

图 6-2　两肺明显肺淤血改变，合并右侧少量胸腔积液；
左心房室增大为主，心胸比 0.57

2. CT 表现 心脏各房室腔对比剂增强后，可以显示心室壁，并可进一步在舒张期的心肌切线位测量其厚度，舒张期与收缩期心肌厚度的变化，可以计算心肌增厚率 [（收缩期厚度 – 舒张期厚度）/ 舒张期厚度 × 100%]，反映心肌运动功能。

除了横断位图像，CT 后处理工作站可以将横断面图像成任意角度进行重建，特别是心肌切线位和左心室短轴位图像，更利于观察心肌肥厚的部位，如室间隔心肌肥厚、游离壁心肌肥厚、心尖部心肌肥厚、心室中央环形心肌肥厚等，需要对心肌肥厚部位是否造成血流动力学障碍进行准确判断，如室间隔心肌肥厚导致左心室流出道狭窄（图 6-3）、左心室中部心肌肥厚导致心尖部瘤样扩张（图 6-4）以及心尖部心肌肥厚（图 6-5）。

HCM 还需要评价肥厚心肌内是否有瘢痕组织或心肌纤维化病变。这对于判定该病是否会导致室性心律失常，以及因此出现的不良心血管病事件非常重要（图 6-6）。

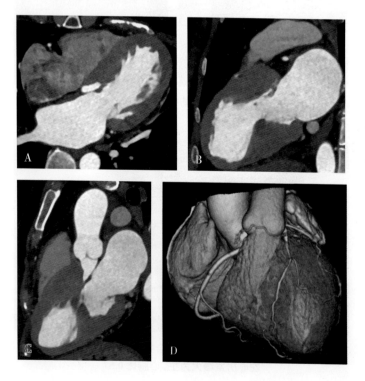

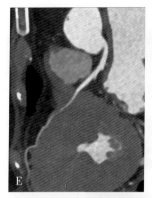

图6-3 室间隔心肌肥厚，导致左心室流出道梗阻

女性，47岁。CTA图像显示室间隔非对称性心肌肥厚（A）；CTA多层面重组（MPR）左心室两腔心（B）图像，显示室间隔心肌肥厚显著；并导致左心室流出道狭窄（C）；容积再现（VR）图像显示本例患者的冠状动脉未见动脉粥样硬化病变（D），左前降支中段肌桥，收缩期50%狭窄（E）。

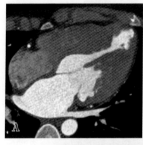

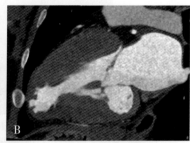

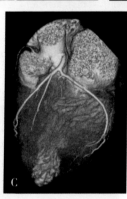

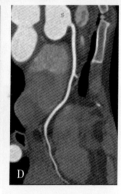

图6-4 左心室中间部心肌肥厚，导致心尖部类室壁瘤改变

女性，41岁。CTA图像显示室间隔及左心室游离壁中段室壁明显增厚（A）；CTA多层面重组（MPR）左心室两腔心图像，显示下壁乳头肌层面心肌肥厚显著，左心室心尖部室壁变薄；并导致左心室心尖部类室壁瘤改变（B）；容积再现（VR）图像显示左心室心尖部类室壁瘤改变，左冠状动脉正常（C）；左前降支曲面重建（CPR）示冠脉显影好，未有明确狭窄（D）。

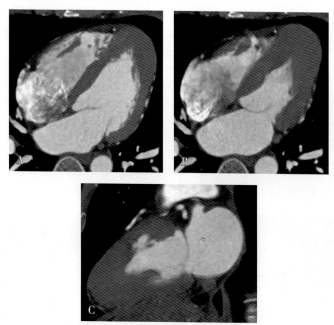

图 6-5　心尖 HCM

男性，37岁。左心室四腔位，CTA舒张期图像显示左心室心尖部心肌肥厚，较正常室间隔和侧壁心肌明显增厚（A），心腔呈"黑桃A"样改变；收缩期图像显示左心室心肌普遍收缩增厚，但心尖部更加显著（B）；左侧两腔心矢状位图像，显示左心室心尖部及其周围心肌肥厚，心尖部的心腔容积减小（C）。

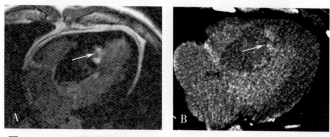

图 6-6　CT 心肌延迟强化扫描，显示在 HCM 中的心肌瘢痕组织

女性，70岁，非对称性HCM。CMR延迟强化图像，示室间隔中间段心肌中层灶样延迟强化病灶（白色箭头，A）；CT图像显示与CMR图像对应处室间隔中部延迟强化病灶（白色箭头，B），提示CT与CMR一样，是有能力显示心肌瘢痕组织的（图片来自首都医科大学附属北京安贞医院马晓海医生）。

(二) DCM 的胸部 X 线和 CT 表现

1. X 线胸片　心影增大,尤其以左心室增大为主要表现,心胸比例多 >0.6(图 6-7)。合并左心室功能不全时,可具有肺淤血、间质性肺水肿等表现;合并二尖瓣关闭不全时,可有左心房增大的表现。病程长时,肺动脉段可轻度突出,表现为肺循环高压的征象。

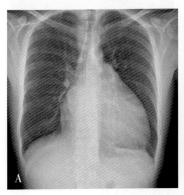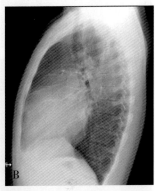

图 6-7　DCM 的 X 线胸片

男性,25 岁,双肺轻度肺淤血改变,左心房室增大,
提示合并二尖瓣关闭不全改变,心胸比 0.65。

2. CT 表现

(1) CT 平扫:①可以观察到左心室腔扩大,心肌密度均匀。②观察左心房有无扩大,有无肺淤血和肺水肿等左心室功能不全征象。③中年以上成年患者,观察有无冠状动脉钙化,可以协助排除冠心病;观察有无主动脉瓣和二尖瓣钙化,协助除外瓣膜病;观察心包有无增厚和钙化,以便排除心包疾病。

(2) CT 增强扫描:较 CT 平扫的图像更加清晰,主要观察:①左心室腔明显扩大,可以测量横径和长径;左心室心肌密度和厚度均匀(此点与缺血性心肌病、ARVC 等不同),运动增厚率降低。②CT 可以排除冠心病,以利于该病的鉴别诊断。③观察左心室腔内(多位于心尖部)有无附壁血栓,以及有无主动脉瓣和二尖瓣病变。④采集图像应该采用心电图门控技术,可以对左心室功能做定量分析。⑤左心室功能不全时,也可以观察到双肺淤血和肺水肿情况(图 6-8)。

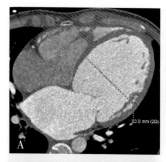

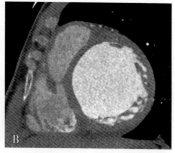

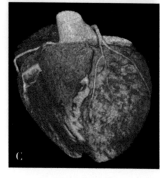

图 6-8　DCM 患者的 CTA 图像

男性，25 岁。CTA 图像显示左心房室显著扩大，左心室横径达 83mm，左心室壁普遍变薄（A 和 B）；该例患者的二尖瓣和主动脉瓣未见异常，冠状动脉未见异常（C），排除了最常见的瓣膜病和冠心病。

（三）ARVC 的胸部 X 线和 CT 表现

1. X 线胸片　可见右心房室明显增大，右心室流出道增宽可为特异性征象，累及左心室时，左心室可以增大，心胸比例明显增加；左心功能正常时，可没有肺淤血或肺水肿表现。右心功能降低，可表现为上下腔静脉扩张，胸腔积液等（图 6-9）。

2. CT 表现

（1）CT 平扫：①可以观察到右心房室扩大，其中右心室流出道可呈显著扩张，以及"扇贝壳"样凹凸不平的特征改变。②左心室受累时，也可观察到左心室心肌的脂肪低密度灶。③观察上下腔静脉扩张，胸腔积液、心包积液、腹水等右心功能不全征象。④肺动脉及其肺内分支一般没有扩张，这可与肺动脉高压鉴别；且双肺内无特殊改变。⑤观察到左心房室、冠状动脉和扫描范围主动脉有无扩张和钙化情况（图 6-10）。

（2）CT 增强扫描：较 CT 平扫的图像更加清晰，主要观察：①右心房室扩大，其中右心室流出道可呈显著扩张，以及"扇贝壳"样凹凸不平的特征改变。②右心室室壁变薄，以及厚薄不均、密度不均，心外膜下心肌脂肪密度灶，可以观察到右心室腔内（多位于心尖部）附壁血

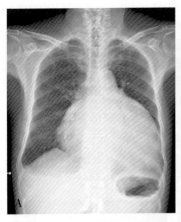
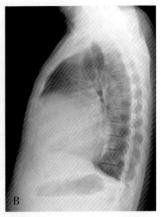

图6-9　ARVC患者的X线胸片

男性，56岁；正位胸片示双肺淤血轻度，左侧少量胸腔积液；
心脏高度增大，右心房室更为显著，心胸比0.63。

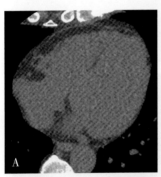
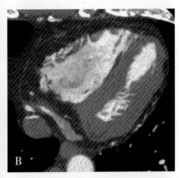
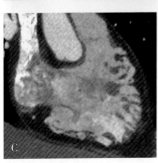

图6-10　ARVC患者的CT检查

男性，58岁。CT平扫显示右心室游离壁和室间隔右心室侧少量脂肪组织浸润，表现为低密度影（A）；CTA图像显示右心室扩大，压迫室间隔向左心室侧移位（B）；CTA冠状位重建图像，显示右心室壁薄，右心室壁呈栅栏样脂肪浸润，室间隔右心室侧心内膜下见条状低密度影（C）。

栓。③观察上下腔静脉扩张，胸腔积液、心包积液、腹水等右心功能不全征象。④双肺实质未见异常，肺动脉内没有血栓，可排除肺栓塞，以及可以排除各种病因导致的"肺源性心脏病"的可能性。⑤左心室受累时，也可以观察到心肌内脂肪密度病变，以及室壁厚薄不均，不按冠状动脉供血分布。⑥采集图像应该采用心电图门控技术，可以排除冠状动脉疾病，以及对左右心室功能做定量分析。可采用 CMR 的诊断标准：右心室舒张末期容积指数 ≥ 110ml/m²（男）、≥ 100ml/m²（女），或右心室射血分数 ≤ 40% 构成主要诊断标准，100ml/m² ≤右心室舒张末容积指数 <110ml/m²（男）、90ml/m² ≤右心室舒张末容积指数 <100ml/m²（女），或40%< 右心室射血分数 ≤ 45% 构成次要标准（图 6-11）。

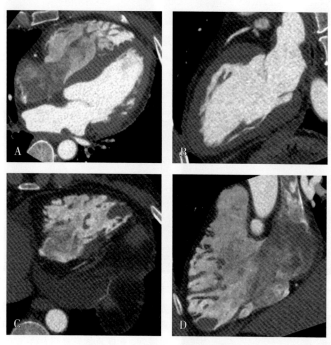

图 6-11   ARVC 双心室受累患者

男性，43 岁。CT 增强扫描显示左右心室腔均增大，右心室游离壁不规则，左心室侧壁厚薄不均且局部心肌变薄，部分被脂肪组织替代（A）；左心室两腔心重建图像，显示左心室下壁局部心肌变薄、密度减低，提示受累（B）；CTA 图像显示右心室扩大，心尖部充盈缺损，提示血栓形成（C）；CTA 矢状位重建图像，显示右心室壁薄，右心室壁呈栅栏样脂肪浸润，右心室下方近心尖部血栓形成（D）。

（四）RCM 的胸部 X 线和 CT 表现

1. **X 线胸片**　双心房明显增大，是该病心影增大的特征（图 6-12）。注意观察有无心包区域的钙化，如果没有心脏变形，没有心包钙化，也没有二尖瓣和三尖瓣病变，则可提示该病的可能性。间接征象的观察，包括双肺淤血、间质性肺水肿等；以及上下腔静脉扩张，双侧有无胸腔积液等。心包积液时，心影呈"烧瓶状"普遍增大征象。病程长时，肺动脉段可轻度突出，表现为肺循环高压的征象。

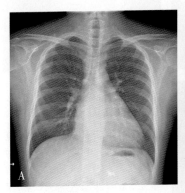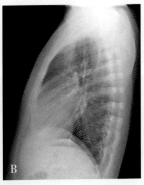

图 6-12　RCM 患者的 X 线胸片

男性，27 岁，胸片示双肺纹理大致正常，心影轻度增大。

2. **CT 表现**

（1）左、右心房明显扩张增大，左、右心室可以正常，可以测量各房室径线大小；左、右心室心肌密度和厚度均匀（此点与缺血性心肌病、ARVC 等不同），运动增厚率可正常。

（2）CT 可以观察到因左、右心房扩张而导致的间接征象，如左心系统的肺静脉扩张、肺淤血、间质性肺水肿，以及右心系统的上下腔静脉扩张、肝静脉扩张等。

（3）观察心室腔内（多位于心尖部）有无附壁血栓或心尖部闭塞，有利于与嗜酸性粒细胞性心内膜炎鉴别（LÖffler 心内膜炎）。

（4）观察有无心包增厚或者钙化，有利于与临床相对常见的慢性缩窄性心包炎鉴别。

（5）观察有无主动脉瓣、二尖瓣和三尖瓣病变，有利于鉴别瓣膜病，包括三尖瓣下移畸形。

（6）采集图像应该采用心电图门控技术，可以对左、右心室和心房功能做定量分析。

（7）CT 可以排除冠心病，以利于该病的鉴别诊断（图6-13）。

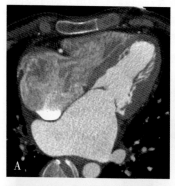
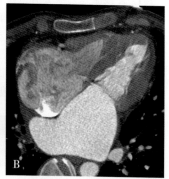
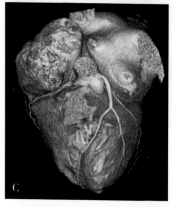

图6-13 RCM 患者的CT检查

男性，44岁。CTA 横断面图像的舒张期（A）和收缩期（B），显示左、右心房高度增大，左、右心室相对不大，心腔内未见充盈缺损，心肌收缩增厚率正常，表明以舒张功能受限为主。另外，该患者瓣膜、心包和冠状动脉未见异常（C）。

（五）LVNC 的胸部X线和CT表现

1. X线胸片 LVNC 患者如果没有左心室扩张及左心功能不全，在X线胸片上无特异性征象。如果有，可以有相应的X线表现，但不能直接诊断该病。

2. CT 表现

（1）CT 平扫：①可以观察到左心室腔可扩大，心肌受累处密度不均匀或可见低密度灶。②观察左心房扩大，肺静脉扩张、肺淤血和肺水肿等左心室功能不全征象。③观察有无冠状动脉钙化、心包钙化以便排除冠心病和心包疾病。

（2）CT 增强扫描：① CT"栅栏状"改变，心肌运动增厚率降低；诊断标准可采用舒张末期，非致密心肌厚度与致密心肌厚度的比值 >2.3。②可以排除冠心病，以利于该病的鉴别诊断。③观察左心室腔内(多位于心尖部)有无附壁血栓。④采集图像应该采用心电图门控技术,可以对左心室功能做定量分析。⑤左心室功能不全时,也可以观察到双肺淤血和肺水肿情况(图6-14)。

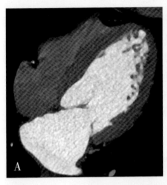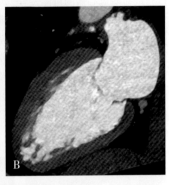

图6-14 LVNC 患者的 CT 检查

男性,47 岁。CTA 图像显示左心房室增大,左心室横径 56mm,左心室前壁近心尖部室壁偏薄(A 和 B),侧壁远段及心尖部肌小梁增多。

(六)遗传代谢性心肌病的胸部 X 线和 CT 表现

1. 心肌淀粉样变

(1)X 线胸片:心脏可正常或者轻度增大,由于心室舒张功能受限,双心房可以增大;心包积液时心影向两侧扩大(烧瓶心),心力衰竭时常见肺淤血征象及胸腔积液(图6-15)。

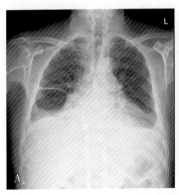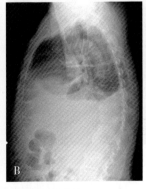

图6-15 心肌淀粉样变患者的 X 线胸片

男性,70 岁。X 线胸片显示双肺淤血,双下肺可疑有肺水肿,双侧胸腔积液,右侧叶间裂积液。心脏增大,左心增大更明显。

（2）CT 表现

1）CT 平扫：对于观察心肌内的异常缺乏直接征象，可观察到左心室增大、左心功能不全的继发表现。观察有无冠状动脉钙化，可以帮助排除冠心病的可能性。

2）CT 增强扫描：能够更清晰地显示心室和心肌结构，可以观察到：①室间隔心肌、左心室后壁心肌等，受累部位的心肌弥漫性肥厚，心肌密度低于 HCM 和正常人；右心室心肌也可受累。②心脏整体功能降低，心肌舒张功能受限，可以继发心房增大、肺淤血、胸腔积液和心包积液等表现。③推荐 CT 增强后延迟扫描（目前临床经验不足），可以观察到类似 CMR 心肌延迟强化的特征性改变（图 6-16）。

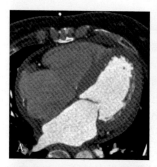
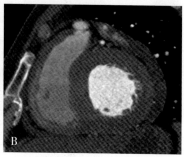
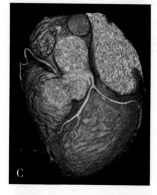

图 6-16 心肌淀粉样变患者的 CT 检查

女性，62 岁。CTA 图像（A、B）显示双心房增大，左心室腔未见增大，室间隔及左心室各壁较均匀增厚，以室间隔增厚较为明显（15~18mm），收缩运动幅度降低，心肌密度欠均匀；冠状动脉未见异常（C），可以排除冠心病。

2. Anderson-Fabry 病

（1）X 线胸片：仅能提示一些该疾病累及心脏后的间接征象，如心肌肥厚时观察到的心影增大，心功能不全时观察到肺纹理增粗、肺淤血等（图 6-17）。

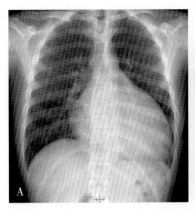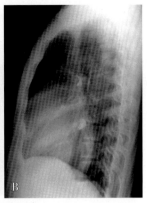

图 6-17　Anderson-Fabry 病患者的 X 线胸片

男性，25 岁。胸片（A，正位；B，侧位）显示双肺纹理正常，

心脏高度增大，左心室增大为主，心胸比率 0.69。

（2）CT 表现

1）CT 平扫：对于观察心肌内的异常缺乏直接征象，如果有心肌肥厚，可以观察到左心室增大；如果合并左心功能不全，可以观察到其继发表现。观察有无冠状动脉钙化，可以帮助排除冠状动脉病变的可能性。

2）CT 增强扫描：较 CT 平扫能够观察到更多信息。①观察心肌厚度、心肌密度和心肌运动功能；明确显示心肌肥厚的累及部位、范围，可以排除累及心肌肥厚的其他病因，如主动脉瓣和 / 或瓣下狭窄、主动脉瓣上狭窄、主动脉弓缩窄等；除外获得性疾病导致的主动脉狭窄，如大动脉炎等。②排除冠状动脉先天性疾病，如起源异常；排除川崎病等冠状动脉炎性病变。③心脏 CT 影像可以评估心脏整体功能，观察肺淤血、胸腔积液和心包积液等表现。④推荐 CT 增强后延迟扫描（目前临床经验不足），可以观察到类似 CMR 心肌延迟强化的特征性改变（图 6-18）。

（七）缺血性心肌病的胸部 X 线和 CT 表现

1. X 线胸片　胸片不能直接观察冠状动脉病变情况，也不能观察心肌受累情况，只能通过心脏增大和心功能不全导致的 X 线表现，间接评价心脏整体形态与功能状况。缺血性心肌病时，可以观察到心影增大，尤其以左心室增大为主表现；合并左心室功能不全时，可具有肺淤血、间质性肺水肿等表现；合并二尖瓣关闭不全时，可有左心房增大的表现。病程长时,肺动脉段可轻度突出,表现为肺循环高压的征象。合并心肌梗死和室壁瘤时,可以观察到左心室形态的改变(图6-19)。

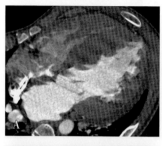

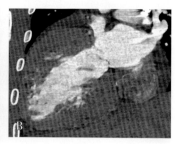

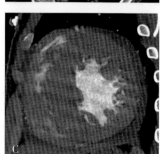

图 6-18   Anderson-Fabry 病患者的 CT 检查

男性,25 岁。CTA 图像(A,四腔位;B,左侧两腔心;C,左心室短轴位)显示左心室心肌普遍增厚,室间隔增厚为著,乳头肌粗大,侧壁肌小梁增粗紊乱,右心室壁亦增厚。心律不齐,扫描时产生错层伪影。

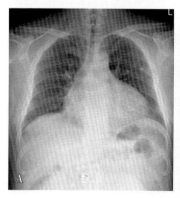

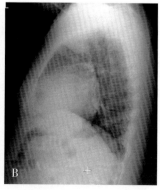

图 6-19   冠心病心肌梗死患者的 X 线胸片

男性,32 岁。X 线胸片显示双肺轻度肺淤血改变,心脏扩大,左心室增大为主,心胸比率 0.60。

2. CT 表现

（1）CT 平扫：①可以观察到左心室腔扩大，也可有右心室增大者，心肌密度不均匀；合并心肌梗死时，可以观察到心肌局部的密度不均、纤维脂肪组织影。②中年以上成年冠心病患者，可以观察到冠状动脉钙化，并可做定量分析。③观察左心房有无扩大，有无肺淤血和肺水肿等左心室功能不全征象。④观察有无主动脉瓣和二尖瓣钙化，协助除外瓣膜病；观察心包有无增厚和钙化，以便排除心包疾病。

（2）CT 增强扫描：较 CT 平扫的图像更加清晰。①主要观察左心室腔或合并右心室腔明显扩大，可以测量横径和长径；左心室心肌密度不均匀，心肌变薄，运动增厚率降低；这些病变按照冠状动脉供血范围分布，具有特征性，与 DCM 等不同。② CT 可以准确诊断冠心病，明确病变分布，并判断与心肌病变的对应关系，以利于该病的诊断，以及与其他导致左心室增大的病变鉴别。③观察左心室腔内（多位于心尖部）有无附壁血栓、有无室壁瘤，以及有无主动脉瓣和二尖瓣病变。④采集图像应该采用心电图门控技术，可以对左心室功能做定量分析。⑤左心室功能不全时，也可以观察到双肺淤血和肺水肿情况（图 6-20）。

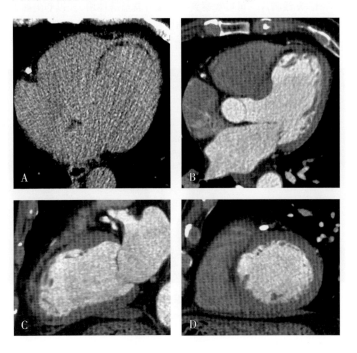

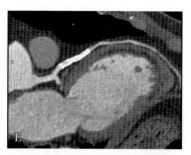

图6-20   陈旧性心肌梗死，缺血性心肌病患者的CT检查

男性，58岁。CT平扫（A）显示左心室前壁和相邻前间隔心肌内条状低密度影；增强扫描分别于四腔心位（B）、左侧两腔心（C）、左心室短轴位（D），显示左心室前壁、心尖部和室间隔心肌内低密度区，提示陈旧性心肌梗死，梗死为非透壁性，存活心肌为正常心肌密度、变薄；左心室横径52mm；冠状动脉成像显示前降支病变并支架植入（E）。

（八）Takotsubo综合征（TTS）的胸部X线和CT表现

1. X线胸片   可以观察到左心室异常显著性增大，以心尖部为明显；合并心功能不全，可具有肺淤血、间质性肺水肿等表现；合并二尖瓣关闭不全时，可有左心房增大的表现（图6-21）。

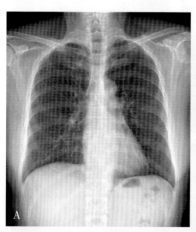
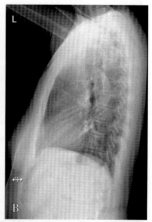

图6-21   Takotsubo综合征患者的X线胸片

女性，57岁。双肺心影未见明显异常。

2. CT 表现

（1）CT 平扫：可以观察到心脏各房室形态和大小。该病主要观察到左心室的异常增大，围绕左心室心尖部向周围的增大，冠状动脉可以没有钙化灶。

（2）CT 增强扫描：典型表现为：①左心室心尖部呈球形增大，左心室中部和心尖部心肌变薄，收缩增厚率减低，甚至呈"室壁瘤"样改变；② CT 可以排除冠心病，对于该病的诊断和鉴别非常有力；③ LVEF 降低，部分患者可有左心室腔内附壁血栓形成；④伴有二尖瓣、三尖瓣和主动脉瓣反流时，可合并左、右心房增大（图 6-22）。

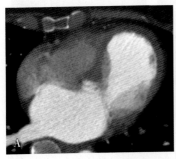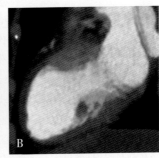

图 6-22　应激性心肌病患者的 CT 检查

女性，57 岁。CT 增强扫描横断面（A）和左心室两腔心（B）图像显示，左心室前壁、心尖部、相邻室间隔和下壁室壁变薄，圆钝。本例扫描采用非心电门控扫描模式，运动伪影较大。

（九）围生期心肌病的胸部 X 线和 CT 表现

1. X 线胸片　心脏增大和心功能不全导致的 X 线表现，类似 DCM。可以观察到心影增大，尤其以左心室增大为主表现，合并左心室功能不全时，可具有肺淤血、间质性肺水肿等表现；合并二尖瓣关闭不全时，可有左心房增大的表现。病程长时，肺动脉段可轻度突出，表现为肺循环高压的征象（图 6-23）。

2. CT 表现

（1）CT 平扫：①可以观察到左心室腔扩大，也可有右心室腔增大者，心肌密度均匀。②观察左心房有无扩大，有无肺淤血和肺水肿等左心功能不全征象。③中年以上成年患者，观察有无冠状动脉钙化，可以协助排除冠心病；观察有无主动脉瓣和二尖瓣钙化，协助除外瓣膜病；观察心包有无增厚和钙化，以便排除心包疾病。

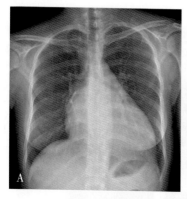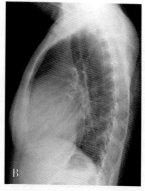

图 6-23　围生期心肌病患者的 X 线胸片

女性，29 岁。胸片正位（A）和左侧位（B）显示，
双肺淤血改变，左心房室增大，心胸比率 0.67。

（2）CT 增强扫描：较 CT 平扫的图像更加清晰。①主要观察左
心室腔或合并右心室腔明显扩大，可以测量横径和长径；左心室心
肌密度和厚度均匀（此点与缺血性心肌病、ARVC 等不同），运动增
厚率降低。②CT 可以排除冠心病，以利于该病的鉴别诊断。③观
察左心室腔内（多位于心尖部）有无附壁血栓，以及有无主动脉瓣和
二尖瓣病变。④采集图像应该采用心电图门控技术，可以对左心室
功能做定量分析。⑤左心室功能不全时，也可以观察到双肺淤血和
肺水肿情况（图 6-24）。

（十）心肌炎后心肌病的胸部 X 线和 CT 表现

心肌炎（myocarditis），WHO 定义为一种由组织学、免疫学及免
疫组化确定的心肌炎性疾病，可局限或弥漫性累及心肌，根据临床病
程可分为急性、亚急性和慢性。心肌炎根据病因分为感染性、特发性、
自身免疫性、毒素或药物。但是，影像学所见不能进行病因学诊断。

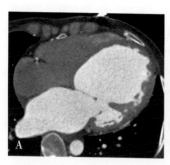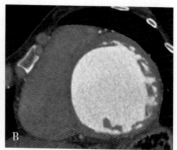

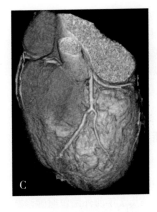

图 6-24　围生期心肌病患者 CT 检查
女性, 29 岁。CT 增强扫描的横断面（A）和左心室短轴（B）图像, 均显示左心房室增大显著, 左心室心肌普遍变薄, 收缩期运动幅度减低; 冠状动脉三维重建（C）显示未见狭窄性病变。

1. X 线胸片　无法定性诊断心肌炎, 心肌炎 X 线胸片检查可无阳性发现, 少数患者因有少量心包积液, 可见心脏略有增大和心包积液征象（图 6-25）。

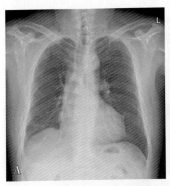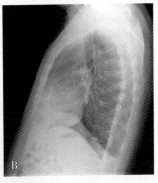

图 6-25　临床怀疑心肌炎患者的 X 线胸片
男性, 65 岁。X 线胸片双肺纹理未见异常, 心影无明显增大。

2. CT 表现

（1）CT 平扫: 心脏可无阳性发现, 患者心肌受累严重时, 心肌可见密度不均, 甚至多发低密度病灶, 常合并心包积液征象; 如患者出现急性左心功能不全, 表现为左心室增大, 双肺淤血或肺水肿改变。

（2）CT 增强扫描: 主要观察: ①心肌炎后受累心肌, 可以表现为密度不均, 甚至部分被纤维脂肪组织替代, CT 心肌密度减低; 且受累心肌变薄, 运动增厚率降低。②CT 可以排除冠心病, 以利于该病与缺血性心肌病的鉴别诊断。③观察左心室腔内(多位于心尖部)有无附壁血栓,以及有无主动脉瓣和二尖瓣病变,及其间接征象。④采集图像应该采用心电图门控技术,可以对左心室功能做定量分析;左心室功能不全时,也可以观察到双肺淤血和肺水肿情况。⑤建议行 CT 增强后延迟扫描,观察类似 CMR 心肌延迟强化的征象。

三、鉴别诊断病例

嗜酸性粒细胞增多性心内膜炎

患者,男性,60 岁,主因"体检发现'心电图异常'4 年"入院。患者入院前 4 年体检时发现"心电图异常",7 年前外院曾明确诊断嗜酸性粒细胞增多症,本次入院前 3 个月体检时再次发现"心电图异常",遂来诊。患者 4 年来无胸闷、胸痛,无心悸、气短,无头晕、黑矇、意识丧失等,活动耐力不受限,本院门诊查心电图提示"左心室高电压、V_3~V_6ST 段压低、T 波倒置",CMR 和超声心动图提示"心尖 HCM";CT 扫描冠状动脉未见斑块及狭窄。患者 X 线胸片见图 6-26,CT 图像见图 6-27。左心室心尖增厚,闭塞,心内膜下细条状血栓,结合病史(嗜酸性粒细胞增多)考虑嗜酸性粒细胞增多性心内膜炎。

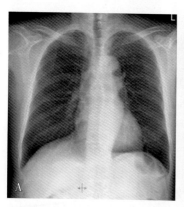
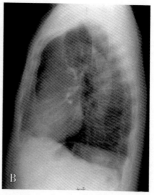

图 6-26　嗜酸性粒细胞增多性心内膜炎患者的 X 线胸片

男性,60 岁。X 线胸片示双肺纹理正常,
主动脉迂曲增宽,心脏无明显增大,心胸比率 0.45。

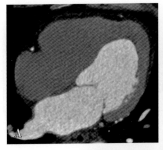
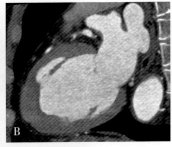
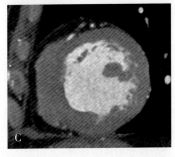

图 6-27 嗜酸性粒细胞增多性心内膜炎患者的 CT 检查

男性，60 岁，CTA 图像（A，横断面；B，左心室两腔心；C，左心室短轴位）示左心室心尖部"增厚"，密度不均匀，提示不同组织成分（心肌和炎性组织）；靠近左心室腔侧线状低密度影（提示陈旧性血栓）。结合患者临床病史，考虑嗜酸性粒细胞增多性心内膜炎。

（吕 滨 高 扬）

第 7 章

心血管磁共振

心血管磁共振（CMR）检查的特点是无创、无害。对比超声心动图，其空间分辨率高；对比 CT，其时间分辨率高；与超声、CT 和核医学单因素成像技术对比，其多参数成像能够对心脏形态、功能、心肌灌注、血管造影、组织特性和分子显像等完成"一站式"检查。

过去，人们对心肌病的认识基本停留在结构与功能上，因此长期徘徊不前。随着基因和影像学进展，人们的认识不断加深，特别是 CMR 成像，因其突出的组织学特征，利用多序列成像优势，能够揭示心肌病病理生理学变化，实现了在体病理影像化，因此在心肌病病因诊断、分型与分类，以及预后判断和危险分层中发挥了重要作用。

一方面，CMR 能够像超声一样实时动态显示心脏结构与功能，但对比超声，CMR 的空间分辨率更高，视野大、无死角，可重复性强，被誉为评估心脏结构与功能的"金标准"。另一方面，CMR 通过多序列成像，特别是结合钆对比剂的应用，能够显示心血管疾病的组织学特征。心血管病的组织学改变，包括炎症（充血和水肿）、坏死和纤维化等，过去只能通过心肌穿刺活检或尸检方能获得，而 CMR 多模态组织学成像可将其精准识别和鉴别，实现了在体组织"病理影像化"。大量研究与临床实践也表明，钆对比剂延迟强化是多种心脏病不良心血管事件的预后因子。因此，CMR 成像不仅实现了精准诊断，而且还能够对患者进行预后判断和危险分层的评估。

CMR 成像检查通常分两步进行，常规扫描无须使用对比剂，其较好的空间和时间分辨率，以及固有的组织对比能够充分显示心脏和大血管结构与功能。如果病情复杂，需要进一步了解疾病的组织学特征等，则需要钆螯合物对比剂。这种对比剂与 CTA 使用的碘对比剂完全不同，它是顺磁性金属离子和配体构成的螯合物，旨在提高组织对比度，区分正常与异常组织。目前临床上最常使用的是以Gd-DTPA为代表的对比剂，无毒且变态反应发生率低，经肾脏排泄。

CMR检查系多参数成像技术，因此可以衍生出十种和几十种，甚至上百种成像序列，但正是通过这些序列能够把疾病的特征一一显现出来。因此对比单因素成像技术，CMR检查耗时很长。常见的心血管检查序列有十余种，包括评估心脏结构的自旋回波序列，如T1WI、T2WI及其衍生序列等；评估心脏收缩功能的稳态自由进动梯度回波技术；评估主动脉和肺动脉等对比剂增强的CMR血管造影技术；评估心脏瓣膜的相位对比血流检测技术；钆对比剂延迟强化识别心肌纤维化技术。其他还有心肌灌注扫描技术、4D血流可视化技术和心肌应变技术，以及基于微观组织结构变化用来探查心脏早期病变的T1mapping和细胞外容积指数分数（ECV）技术。在临床实践中，需要针对不同疾病的特点，选择那些能够发挥最大效能的检查序列，最终做出诊断和鉴别诊断。

一、CMR在HCM中的临床应用

CMR能够像超声心动图一样在任意切面上显示心腔大小、室壁厚度，并能够实时动态观察心肌收缩和舒张变化，同时也能识别二尖瓣收缩期前向运动（Sam综合征），二尖瓣反流，主动脉瓣反流和左心室流出道压差等。因为其多参数成像能力，显示这些心脏结构与功能变化无须使用对比剂，而且无创、无害，在欧美等国家CMR被推荐用于超声心动图因声窗差等无法明确诊断的HCM。事实上目前CMR诊断HCM已经具备A级证据水平，可以作为I类推荐。对比超声CMR具有空间分辨率高、扫描视野大、无死角等优点，克服了超声远近场回声弱的不足，因此具有更高的可重复性，对于超声心动图易漏诊的心尖HCM更是首选，尤其是合并心尖部室壁瘤的患者。

CMR评估HCM另一个重要优势在于通过钆对比剂延迟强化识别心肌纤维化，而纤维化则是诱发心脏病发生心律失常的底物，从而引起HCM患者可能出现的与之相关的晕厥与猝死。1/2~2/3的HCM患者都伴有心肌纤维化，通常位于右心室插入点和室壁最厚处，一方面这是高血压性心脏病和HCM区别要点，另一方面基于此可以对患者进行预后评估和危险分层。一项纳入5项HCM相关研究的荟萃分析，共入组患者2 993例，平均随访3年，LGE阳性患者心脏性猝死发生率增加3.4倍，全因死亡率增加1.8倍，心血管死亡率增加 2.9 倍,而且心力衰竭死亡的趋势亦有增加。

CMR 这种"一站式"评估心脏结构、功能和组织学特征在 HCM 诊断、鉴别诊断以及预后判断和危险分层中发挥了重要指导作用,在其他心肌病中也具有相似的临床应用价值。这些独特价值无论在内科治疗、随访,还是在术前指导和术后评估等,均意义非凡。

二、CMR 在 DCM 中的临床应用

左心室增大、室壁变薄和左心功能不全,以及室间隔肌壁间强化是 DCM 最常见的 CMR 征象。一系列研究显示 LGE 存在与否以及强化程度与全因死亡率、心血管病死率、心力衰竭、猝死密切相关,也是心脏移植适应证最重要的参照指标。在接受植入心律转复除颤器(ICD)的 DCM 患者中,LGE 也是主要终点事件的强有力预测因子。因此,CMR 可以作为 DCM 术前评估和术后随访优选的方法。

三、CMR 在 ARVC 中的临床应用

2010 年重新修订的 ARVC 诊断标准主要包括 6 项:家族史、心律失常、心肌去极化或传导异常、心肌复极异常、室壁结构和运动异常和组织学异常。心肌活检是诊断 ARVC 的金标准,但是有创,难以有效实施。CMR 突出表现在通过电影序列能够实时显示心脏大小、室壁厚度以及心肌运动等,同时针对脂肪和纤维化能够进行组织学成像识别,已经发展成为在体诊断最重要的方法。

传统的自旋回波序列如 T1WI 和 T2WI 可以直接识别脂肪,LGE 可以识别纤维化;结合脂肪抑制技术和水脂分离技术能够进一步将脂肪和纤维组织分开。当然由于右心室壁薄,以及心外膜下脂肪的存在,在临床实际应用中,还存在着一定的假阳性。

四、CMR 在 RCM 中的临床应用

RCM 既无心肌肥厚亦无心室腔扩张,CMR 能够清楚显示其结构与功能变化,但因为大部分患者常合并心房颤动,需采用实时成像或单次激发电影序列替代平衡稳态自由进动技术的电影序列。

原发性 RCM 病因不明,通常 LGE 阳性率较低,也无特异性改变。然而,一些代谢和浸润性心肌病常常具有 RCM 的特征,如心室舒张功能受限、心房扩大伴心房颤动等。但这些疾患通常表现为不同程度的心室壁增厚,LGE 阳性率较高,多数呈弥漫性强化,如心肌淀粉样变、糖原贮积症、Anderson-Fabry 病等。

五、CMR 在 LVNC 中的临床应用

LVNC 最常见的受累部位位于左心室心尖部和左心室中段游离壁，基底段和室间隔较少受累。CMR 诊断标准为舒张末期心内膜下非致密化心肌与外层致密化心肌之比 >2.3。有时候其他心肌疾患在左心室腔扩大的基础上，也可以见到类似的致密化不全征象，如 DCM 等，但比值不超过 2.0，且心尖部很少受累。

在 CMR 电影序列上，内层海绵状心肌呈"栅栏状"，增多且粗乱的肌小梁与肌小梁间深陷的隐窝黑白相间，客观地再现了 LVNC 真实状况，而在离体心脏，随着血液流失，肌小梁塌陷反而不利于准确判断。在 LVNC 患者中 LGE 的分布通常具有不确定性，有待于进一步研究。

六、CMR 在心肌淀粉样变中的临床应用

心内膜活检诊断心肌淀粉样变的敏感性和准确性高达 100%，但是有创，难以推广。CMR 不仅能够准确显示其结构和功能变化，而且通过钆对比剂延迟强化能够把淀粉样病变的程度和范围全面显示清楚，结合临床基本上可以取代心肌活检。

心肌淀粉样变的 LGE 特征：①典型者心肌弥漫性粉尘样强化；②心内膜下强化为主，有时候在室间隔可见"斑马征"；③右心室壁、心房壁以及房间隔等亦常呈现不同程度的强化。

七、CMR 在心肌炎中的临床应用

心内膜活检是诊断心肌炎的金标准，但同样因其有创性，并且受限于采样部位，假阴性率较高，临床推广受限。CMR 多序列扫描模式能够针对心肌炎不同的病理生理阶段变化进行成像，动态追踪心肌炎充血、水肿、坏死和纤维化全过程。

CMR 诊断心肌炎依据：①以 T2WI 为代表的水成像序列能够观察水肿的变化；②结合对比剂增强的 T1WI 能够反映心肌充血的变化；③ LGE 能够显示心肌坏死和纤维化改变。急性心肌炎通常表现为左心室侧壁心内膜下强化，在治疗过程中延迟增强灶会在几天或几周之内逐渐消散；慢性心肌炎则随着炎症消退、水肿吸收和瘢痕挛缩，表现为心肌内弥漫性斑点状或条带样强化。

（赵世华）

第 8 章

核医学检查

心脏核医学不仅可用于诊断心血管疾病，更重要的是可指导临床治疗、提供疾病危险程度分层和预后信息。

一、核素显像在 HCM 中的临床应用

核素心肌显像可以从血流灌注、心肌代谢对 HCM 患者进行评价，对患者的临床诊断及预后评价方面具有较大的临床价值。

HCM 患者甲基异腈类化合物(^{99m}Tc-MIBI)心肌灌注 SPECT 显像主要表现为室间隔或左心室心尖放射性摄取增高，左心室心腔减小，左心室心肌局部室壁增厚率增加。由于心肌肥厚以及随后的心肌纤维化，心肌血流灌注显像可能显示存在可逆性或不可逆性的心肌灌注缺损。

肥厚的心肌造成了放射性分布的浓聚，但并不能表示心肌供血量的增加，HCM 患者存在胸痛不适或劳力性胸痛等症状，考虑与心肌缺血有关。由于 HCM 患者心肌血流灌注受损与患者左心室功能异常、心搏骤停以及心绞痛有着密切的联系，因此利用心肌灌注 SPECT 显像判断 HCM 患者左心室心肌是否存在灌注缺损非常重要。

HCM 患者心肌葡萄糖代谢显像表现明显的异质性。

二、核素显像在 DCM 中的临床应用

进行门控心肌灌注 SPECT 显像或门控心肌代谢 PET 显像后，原始数据经过重建，利用 QGS 软件可以计算左心功能参数例如 LVEF、LVEDV、LVESV 和室壁运动情况。利用标准 17 节段模型进行节段性室壁运动的评分：0 分，室壁运动正常；1 分，室壁运动轻度

减低；2 分，室壁运动中度减低；3 分，室壁运动重度减低；4 分，室壁无运动；5 分，反向运动。

核素心肌显像可以同时检测心肌血流灌注、代谢的情况，对于评价 DCM 存在的心肌缺血具有重要的价值。DCM 中的心肌缺血容易和冠心病心肌缺血相混淆。两者心肌灌注显像均可见心腔扩大，心肌壁变薄，但 DCM 显像剂分布异常为普遍性稀疏、缺损，而缺血性心肌病心肌灌注显像的异常与冠状动脉血管分布的节段相一致。

三、核素显像在 ARVC 中的临床应用

ARVC 主要累及右心室，SPECT 心肌灌注显像不是检测右心室心肌异常的常用方法，但当 ARVC 处于疾病晚期阶段累及左心室时，SPECT 心肌灌注显像可能会对检测有所帮助。^{123}I- 间碘苄胍（metaiodobenzylguanidine，MIBG）是去甲肾上腺素（NE）转运体 1（NE transporter-1）的类似物，它可以同 NE 一样，被心脏交感神经末端摄取，最终被清除。研究表明：心肌 NE 的浓度和 ^{123}I-MIBG 的摄取有一定的相关性。因此 ^{123}I-MIBG SPECT 心脏神经显像可反映心脏交感神经的分布状态和功能。一项关于 ARVC 患者 SPECT 研究发现，左心室心肌中 ^{123}I-MIBG 摄取减少与室性快速心律失常复发的较高风险相关。Todica 利用 ^{123}I-MIBG SPECT/CT 显像分别定量评估了 ARVC 患者左心室和右心室的心脏交感神经分布，ARVC 组延迟 ^{123}I-MIBG 右心 / 纵隔（RV/M）摄取比值明显低于特发性心室颤动组，因此通过 RV/M 比值，能够以较高的敏感性和特异性从特发性心室颤动组患者中鉴别 ARVC 的患者。

四、核素显像在 LVNC 中的临床应用

核素显像并不是诊断 LVNC 的一线检查，SPECT 心肌灌注显像可检测到 LVNC 患者节段性灌注缺损，灌注缺损区域室壁运动异常，当病变累及较多节段且伴随心腔扩大时，与缺血性心肌病鉴别较为困难，因此需结合临床表现及其他检查例如造影、CMR 进行综合诊断。Gao 等进行了孤立性左心室致密化不全（isolated left ventricular non-compaction，ILVNC）患者的心肌灌注及代谢显像研究，发现在 ILVNC 患者中致密化心肌和非致密化心肌中均可发现灌注 / 代谢匹配以及不匹配的区域。该结果表明，ILVNC 患者中无论是形态正常的心肌或者致密化不全的心肌，可能都存在血流或代

谢的异常。Jenni 等报道了 LVNC 患者中存在冠状动脉微循环的异常。其他研究也同样表明，致密化不全患者的心肌中血流灌注及血流储备是受损的，可能的机制是冠状动脉微循环无法随着心室质量的增加而增加，或者由肥大的心肌对壁内冠状血管床的压迫而引起。Gao 等的研究还发现，LVNC 中可见 CMR 检测的心肌延迟强化（delayed enhancement，DE），在致密化心肌区域 DE 的组织学基础是心肌纤维化，而在致密化不全的心肌区域，DE 则与肌小梁内的纤维化和心内膜下的黏液样变性有关。

五、核素显像在心肌淀粉样变中的临床应用

淀粉样变是由于各器官系统中细胞外基质淀粉样蛋白沉积引起的。淀粉样变有两种特殊的亚型：淀粉样轻链（amyloid light chain，AL）和甲状腺素运载蛋白（transthyretin-related amyloidosis，ATTR）相关的淀粉样变。ATTR 包括突变型（ATTRm）、野生型（ATTRwt）。下面将分别介绍几种类型的检测心肌淀粉样变核素显像剂及其在临床中的应用。

骨显像剂

1. SPECT 显像剂 骨显像剂是 ^{99m}Tc 标记的二磷酸的衍生物，主要包括 ^{99m}Tc-PYP、^{99m}Tc-HMDP、^{99m}Tc-DPD、^{99m}Tc-MDP，都可用于心肌淀粉样变的显像。而 ^{99m}Tc-PYP 是唯一一经过美国食品和药品监督管理局（FDA）认证的显像剂，其中 ^{99m}Tc-MDP 由于其敏感性较低，被认为不适合检测评估 ATTR 型心肌淀粉样变的可疑患者。

应用骨显像剂进行放射性核素骨显像图像评价的方法包括定性和定量分析。定性分析时，显像剂的摄取可分为无摄取、局灶性摄取或弥散性摄取。ATTR 型心肌淀粉样变患者通常表现为弥散性摄取，而近期心肌梗死存在时，可表现为局灶性摄取。定量或半定量图像分析可通过两种方法进行：第一种方法为显像剂注射 1h 后，在平面图像上分别于心脏区域和对侧肺部相同位置勾画感兴趣，测量心脏和对侧肺平均计数比值 H/CL。当 H/CL 比值 ≥ 1.5 时，可认为 ATTR 型心肌淀粉样变阳性（图 8-1）。第二种方法使用 Perugini 视觉评分系统，可以用于平面图像或 SPECT 断层显像，在示踪剂注射 3h 后，对心肌和肋骨显像剂摄取程度进行视觉评分：0 分为无心肌摄取，1 分为小于肋骨的心肌摄取，2 分为与肋骨相似的心肌摄取，3 分为大于肋骨的心肌摄取（图 8-2）。≥ 2 分可认为 ATTR 型心肌淀粉样变阳性，而 0 分被认为是 ATTR 型心肌淀粉样变阴性，1 分

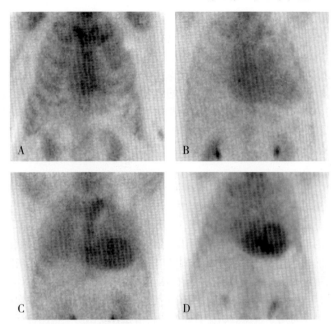

图 8-1　1h 后 ^{99m}Tc-PYP 平面骨显像不同 H/CL 比值影像

A. H/CL=0.94；B. H/CL=1.44；C. H/CL=1.55；D. H/CL=2.23。

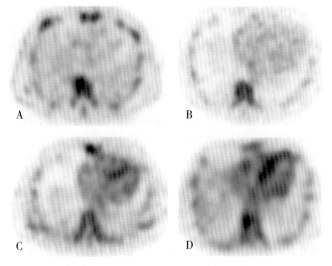

图 8-2　3h 后 ^{99m}Tc-PYP SPECT 断层骨显像不同心肌摄取评分

A. 0 分；B. 1 分；C. 2 分；D. 3 分。

则代表可能为 ATTR 或 AL 型心肌淀粉样变。

在 ATTR 型心肌淀粉样变中，骨显像剂附着于淀粉样蛋白沉积的微钙化中，这种特点可以在超声心动图出现异常前早期识别 ATTR 型心肌淀粉样变，而骨显像剂在 AL 型心肌淀粉样变中对淀粉样蛋白亲和性较差，因此可以通过骨显像剂鉴别这两种类型的心肌淀粉样变。既往研究表明，骨显像剂鉴别 ATTR 型心肌淀粉样变患者的敏感性接近 100%，特异性在 85%~100%，因为其较高的敏感性和特异性，定量评估该类患者中骨显像剂的摄取可提供额外的预后价值。

2. PET 显像剂　近年来，研究发现 ^{18}F-NaF 也可用于心肌淀粉样变的检测。两个小规模前瞻性研究显示 ATTR 型心肌淀粉样变患者中可见 ^{18}F-NaF 的摄取，而在对照组和 AL 型心肌病淀粉样变患者中则无明显摄取。上述两项研究，心肌都是轻度摄取且仅略高于血池活性，这表明使用该显像剂对 ATTR 型心肌淀粉样变进行准确的定量评估还需进一步研究和优化，以确认其诊断价值。

（1）淀粉样蛋白特异性显像剂：各种淀粉样变蛋白特异性显像剂也可用于检测心肌淀粉样变。目前已开发出用于检测脑淀粉样蛋白的不同 PET 放射性药物，包括 ^{18}F-florbetapir、^{18}F-florbetaben 和 ^{11}C-Pittsburgh B（PiB）。一项有 14 名受试者参加的初步研究表明，^{18}F-florbetapir 可在心肌淀粉样变患者的心脏中蓄积，与 ATTR 相比，AL 的摄入量更高，而健康对照者的心脏没有明显的摄取。而 ^{11}C-PiB 和 ^{18}F-florbetaben 化合物也获得了相似的结果。由于这些分子的可用限制性、缺乏大型试验证据以及成本相关因素，其临床应用受到限制。

（2）交感神经显像剂：在心肌淀粉样变中 MIBG 摄取减少与淀粉样蛋白积累引起的交感神经失调有关，因此 ^{123}I-MIBG 也可用于心肌淀粉样变检测并量化心脏交感神经。在 ATTR 突变携带者中，在缺乏心肌淀粉样变的临床证据时即可观察到 ^{123}I-MIBG 摄取减少。此外，在 ATTRm 型心肌淀粉样变中，MIBG 的心脏神经支配评估是预后的独立预测指标。通过 ^{123}I-MIBG 显像评估心脏交感神经失调可以比其他方式更早地发现疾病。因此可以将 ^{123}I-MIBG 用于筛查具有 ATTRm 型心肌淀粉样变的患者，从而在症状或功能异常发生之前就可早检测出心肌淀粉样变。

（3）代谢显像剂：尽管一些初步研究表明，AL 型心肌淀粉样变累及的器官（包括心脏）的 ^{18}F-FDG 摄取量增加，但其检测心肌淀粉样变既不特异也不敏感。因此，^{18}F-FDG 目前在检测心肌淀粉样变中没有作用。

六、核素显像在缺血性心肌病中的临床应用

在缺血性心肌病中常用的核素心肌显像类型包括 ^{99m}Tc-MIBI 心肌灌注 SPECT 显像和 ^{18}F-FDG 心肌代谢 PET 显像，^{99m}Tc-MIBI 心肌灌注 SPECT 显像主要用于诊断心肌缺血和心肌梗死，^{18}F-FDG 心肌代谢 PET 显像主要应用于评价心肌存活。

（一）^{99m}Tc-MIBI 心肌灌注 SPECT 显像

1. 显像原理 静脉注入显像剂后，正常心肌可显影；当局部心肌缺血、损伤或坏死时，心肌细胞摄取显像剂的功能减低或丧失，则出现局灶性放射性分布稀疏或者缺损。当冠状动脉存在明显狭窄，可通过自身调节作用，仍能使静息状态下心肌灌注显像无明显异常；但在负荷状态下，如运动、使用增强心肌收缩力的药物，如多巴酚丁胺，增加心肌耗氧量，或使用腺苷、双嘧达莫等药物，扩张冠状动脉，均可使正常冠状动脉的血流量明显增加（一般增加 3~5 倍）。而病变的冠状动脉由于不能相应扩张，血流量不能增加或增加量低于正常冠状动脉，使正常与缺血心肌显像剂分布出现明显差异，从而检测出心肌缺血。对于可疑有冠心病或心肌缺血患者，需常规进行负荷和静息心肌灌注显像。

2. 显像方法

（1）静态显像：在静息状态下，静脉注入 ^{99m}Tc-MIBI 后，嘱患者进食脂餐（全脂牛奶、煎鸡蛋等）。在注射显像剂后 60~90min 行心肌灌注 SPECT 显像。

（2）负荷显像：负荷试验注射 ^{99m}Tc-MIBI 后，嘱患者进食脂餐。在注射显像剂后 60~90min 行心肌灌注 SPECT 显像。

（3）负荷显像：运动试验是首选的负荷试验方式，适用于大多数患者。通常采用踏车试验，患者应达到"次级"运动试验量（最大预期心率的 85% 以上）或出现心绞痛、呼吸困难、心律失常、血压下降、心电图 ST 段下移 ≥ 1mm 等情况时，立即注射示踪剂。药物负荷试验为无法耐受运动试验的替代方案，所用药物主要包括两类：一类是直接引起冠状动脉血管扩张的药物，包括腺苷、双嘧达莫和腺苷三磷酸；另一种是通过增加心肌耗氧量导致继发性冠状动脉扩张的药物，如多巴酚丁胺。

3. 图像分析

（1）可逆性缺损：负荷显像显示心肌局部放射性稀疏或缺损，静息显像时，该部位有完全的放射性充填，称为可逆性缺损，见于心肌缺血（图8-3）。

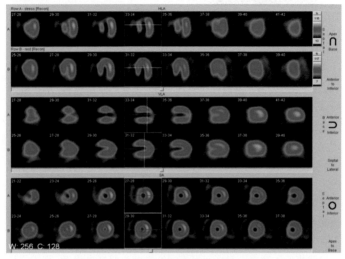

图 8-3   可逆性缺损的心肌灌注显像
上排运动心肌灌注显像，下排静息心肌灌注显像。对比显示
左心室心肌间隔及心尖部放射性填充，提示心肌缺血。

（2）不可逆性缺损：负荷显像显示心肌局部放射性稀疏或缺损，静息显像时没有变化，称为不可逆缺损，提示心肌梗死（图8-4）。

（3）部分可逆性缺损：负荷显像显示心肌局部放射性稀疏或缺损，静息显像该缺损区范围明显缩小或部分填充，但缺损区未完全消失，称为部分可逆性缺损，提示左心室部分心肌缺血伴梗死（图8-5）

4. 鉴别诊断   DCM 以心力衰竭为主要表现，往往和冠状动脉粥样硬化引起的缺血性心肌病相混淆。两者心肌灌注显像均可见心腔扩大，心肌壁变薄，但 DCM 显像剂分布异常为普遍性稀疏、缺损，而缺血性心肌病心肌灌注显像的异常与冠脉血管分布的节段相一致。

HCM 则以心肌的非对称性肥厚、心室腔变小为特征，灌注显像可见心肌壁增厚，以室间隔和心尖部为多。心腔变小，室间隔与后

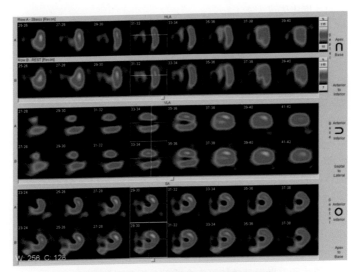

图 8-4　不可逆性缺损的心肌灌注显像

上排运动心肌灌注显像,下排静息心肌灌注显像。对比显示左心室
心肌前壁、间隔及心尖部固定放射性缺损,提示心肌梗死。

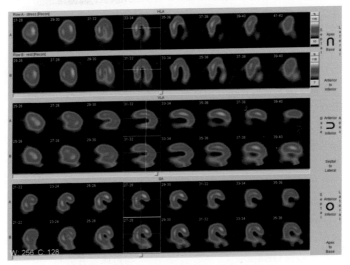

图 8-5　部分可逆性缺损的心肌灌注显像

上排运动心肌灌注显像,下排静息心肌灌注显像。对比显示左心室
心肌外侧壁及下壁部分放射性充填,提示部分心肌缺血伴梗死。

壁的厚度比值可大于1.3。

（二）¹⁸F-FDG心肌代谢PET显像

1. 显像原理　氟代脱氧葡萄糖（FDG）是葡萄糖类似物，在血液及组织中转运过程与葡萄糖相同，进入细胞后，被己糖激酶催化后生成 6-P-¹⁸F-FDG，由于结构上的差异，不再参与进一步代谢过程，同时由于其带负电荷，不能自由通过细胞膜，因此 6-P-¹⁸F-FDG滞留在心肌细胞内，其聚集程度反映心肌组织的葡萄糖代谢活性。

当心肌缺血、氧供应低下时，局部心肌细胞脂肪酸氧化代谢受抑制，主要以葡萄糖的无氧糖酵解产生能量。心肌缺血病灶中脂肪酸代谢的绝对减少、葡萄糖代谢的相对增加，因此 ¹⁸F-FDG 心肌代谢 PET 显像可以检测存活心肌。

存活心肌包括冬眠心肌和顿抑心肌。冬眠心肌是由于长期冠状动脉低灌注状态，局部心肌通过自身调节反应减低细胞代谢和收缩功能，减少能量消耗，以保持心肌细胞存活，当血运重建治疗后，心肌灌注和室壁运动功能可完全或部分恢复正常；顿抑心肌是指短时间内血流灌注障碍（2~20min）引起心室功能严重受损，恢复血流灌注后，心脏功能延迟恢复，恢复时间取决于缺血时间的长短和冠脉血流的储备功能。利用 ¹⁸F-FDG 心肌代谢 PET 显像检测出以上存活心肌对血运重建疗效估测和预后判断具有重要价值。

2. 显像方法

（1）患者准备：空腹至少 6h 后，通过口服葡萄糖及静脉应用胰岛素的联合处理方法，调整患者血糖浓度至理想范围（详见美国核心脏病学会制定的指南并结合临床经验），以增加心肌对 ¹⁸F-FDG 的摄取，提高图像质量。

（2）显像方案：由于患者准备的不同，采用两天法显像方案，即 2d 内分别行静息心肌灌注 SPECT 显像与心肌代谢 PET 显像。如果基于特殊的需求，在严格控制各技术条件的情况下，一天法也可作为替代方案备选。

3. 图像分析

（1）灌注 / 代谢匹配：心肌灌注显像显示心肌局部放射性稀疏或缺损，心肌代谢显像时，该部位没有变化，称为灌注 / 代谢匹配，见于梗死心肌（图8-6）。

（2）灌注 / 代谢不匹配：心肌灌注显像显示心肌局部放射性稀疏或缺损，心肌代谢显像时，该部位有完全的放射性充填，称为灌注 / 代谢不匹配，见于存活心肌（图8-7）。

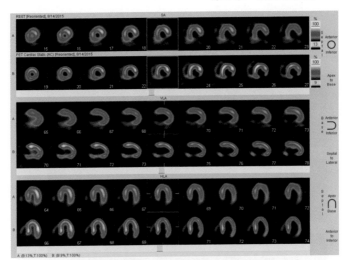

图 8-6 灌注/代谢匹配的心肌灌注影像

上排为静息心肌灌注影像，下排为心肌代谢影像。对比显示下后壁、后侧壁血流灌注/代谢均受损，灌注/代谢大致匹配。提示陈旧性下壁心肌梗死。

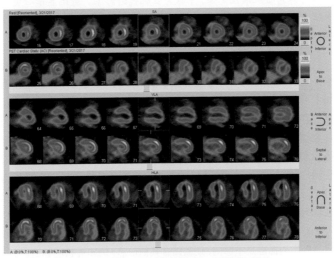

图 8-7 灌注/代谢不匹配的心肌灌注影像

上排为静息心肌灌注影像，下排为心肌代谢影像。对比显示部分前壁、心尖及室间隔血流灌注受损，代谢有放射性充填，灌注/代谢不匹配。提示心尖、间隔心肌存活。

（3）灌注/代谢部分不匹配：心肌灌注显像显示心肌局部放射性稀疏或缺损，心肌代谢显像时，该部位有部分放射性充填，称为灌注/代谢部分不匹配，见于心肌存活伴梗死（图8-8）。

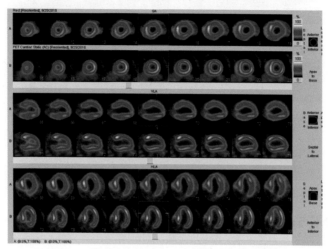

图8-8　灌注/代谢部分不匹配的心肌灌注影像

上排为静息心肌灌注影像，下排为心肌代谢影像。对比显示心尖部灌注/代谢部分不匹配，提示心肌存活伴梗死。前壁灌注/代谢不匹配，提示心肌存活。

4. ^{18}F-FDG 心肌代谢 PET 显像检测存活心肌的临床意义　缺血性心肌病患者是否进行血运重建需权衡诸多因素以保证获益，例如术后生存时间、心功能和心肌收缩力等，以及围术期风险及并发症。存活心肌的检测对于筛选出能从血运重建中获益的患者至关重要，如果梗死部位有一定数量的存活心肌，血运重建后可以改善局部和/或左心整体功能，阻止心脏扩大和左心室重构，改善心力衰竭症状，提高运动耐受性，改善患者近期及长期预后。心肌代谢 PET 显像是评估存活心肌公认的"金标准"。是否存在存活心肌也被认为是选择冠状动脉血运重建术的决策因素。

对于血运重建术的选择策略，仅凭心肌代谢 PET 显像检测存活心肌与否作为标准是不够的，还需结合其他信息，例如冠状动脉造影、其他影像学以及实验室检查等。随着研究的深入和技术手段的提升，心肌代谢 PET 显像会在缺血性心肌病诊疗决策中发挥越来越重要的作用。

（马兴鸿　方　纬）

第 9 章

介 入 检 查

临床常用的冠状动脉造影、左心室造影及测压和心内膜心肌活检,对于心肌病的最初诊断和鉴别诊断,以及治疗策略的选择和预后的评估都有着重要的价值和意义。

一、冠状动脉造影在心肌病中的应用

(一)是否合并冠心病

对于心肌病患者,选择性冠状动脉造影的重要意义在于了解冠状动脉情况,确定是否合并冠心病。

(二)评价冠状动脉微循环功能

选择性冠状动脉造影可以从心外膜冠状动脉显影速度和心肌显影速度两个方面评价冠状动脉微血管功能。选择性冠状动脉造影通过心肌梗死溶栓治疗临床试验(TIMI)血流分级(0~3 级)来评价冠脉血流的通畅状态,半定量分析血流状态;还可以通过定量的方法,TIMI 血流计帧法(TIMI frame count, TFC)方法,测量造影剂从冠状动脉开始显影至标准化的远端标记显影所需的帧数,直接反映微血管的血流状态。这对心肌病患者的冠状动脉微循环结构和功能的评价非常有价值。

(三)经皮经冠脉间隔支化学消融术前评估

对于肥厚型梗阻性心肌病拟行经皮经冠脉间隔支化学消融治疗的患者,术前一定要进行选择性冠状动脉造影,目的除了了解冠状动脉是否存在病变,更重要的是评价冠状动脉间隔支的位置、解剖分布、发出角度、管腔内径大小、支配范围、血管分布密度以及侧支循环等,以协助判断是否适合进行化学消融治疗,同时也是决定消融手术能否成功的关键检查。此外,肥厚型心肌病冠状动脉肌桥的发生率高达 15%~30%，选择性冠状动脉造影很容易发现。肌桥多数位于左前降支中段和间隔支。有关研究显示冠状动脉肌桥与儿童肥厚型心肌病患者的预后有关，可增加恶性心律失常和猝死的风险；但对成人肥厚型心肌病患者并不影响其预后。

二、左心室造影及测压

1. 左心室造影主要可以检查左心室解剖形态的改变，一些复杂的先天性心脏病、瓣膜性心脏病、心肌病变等都可以导致左心室形态发生改变。

2. 左心室造影可以发现左心室内的占位性病变，包括肿瘤和血栓等。

3. 左心室造影还可以评估左心室室壁整体运动、节段性运动、左心室容积和心肌质量、左心室压力 - 容积关系图，以及室壁张力和顺应性目前左心室造影，通过多孔的导管、高压注射造影剂以及数字化影像技术，可以测量左心室射血分数，评估瓣膜反流，鉴别真性和假性室壁瘤，以及发现室间隔穿孔。

4. 左心室造影可以测量血流动力学参数通过导管测压，进行相关血流动力学参数的测量，例如可测量左心室舒张末压及连续测量左心室到升主动脉的压力，从而了解血流动力学参数的变化，为疾病的诊断和治疗提供依据。

三、心内膜心肌活检在心肌病中的建议

心内膜心肌活检术（endomyocardial biopsy，EMB）是一种介入性诊断技术，应用心肌活检钳钳取适量活体心肌组织，进行组织学和病理学检查。目前认为使用这项诊断技术是为了探究病因，以及帮助评估疾病的治疗策略及预后。主要用于心脏移植术后排斥反应的监测，心肌病、心肌炎的诊断与鉴别诊断，药物对心肌毒性作用评价，以及对浸润性心肌疾病的诊断，如心脏肿瘤和结缔组织病累及心脏、淀粉样变性、血色病、心内膜心肌纤维化、糖原贮积症等。

1. EMB 的操作　　操作人员应为心血管介入医师。每人应至少钳取 3~5 块组织，每块直径 1~2mm 大小。一般钳取部位在室间隔和心尖部，应避免在游离壁、流出道取材，以防心脏穿孔。操作过程：①经股静脉或颈内静脉途径，穿刺，置入鞘管，送入长引导管，内插入猪尾形导管，送入右心房，逆时针旋转通过三尖瓣口进入右心室。长引导管顶端指向室间隔，撤出猪尾形导管保留引导管并保

持位置稳定。可注少量对比剂，确定引导管顶端在室间隔中部。经引导管送入活检钳，适当回撤引导管，活检钳对准室间隔取材。每次钳取后应冲洗引导管。②经股动脉或桡动脉途径至左心室活检的应用很少，仅限于病变局限在左心室或不能在右心室活检的患者左心室活检时，必须给予肝素抗凝。其他器械操作同右心室操作。术后应观察患者临床表现及血流动力学是否稳定，及时发现并发症并早期处理。术后常规行胸部 X 线胸片，复查超声心动图。复查心肌损伤标志物，包括心肌酶和肌钙蛋白。

2. **活检组织处理** 迅速用缓冲甲醛或 95% 乙醇溶液等固定，或即刻包埋并置入液氮、干冰混合物，在 −80℃ 保存。固定后可分送光镜（10% 甲醛溶液固定）、电镜（2.5% 戊二醛固定）超微机构检查、组织学（组织化学、组织形态学）、病毒学及免疫学（免疫组化染色）检测，以及分子测试，基因测试。石蜡包埋切片时，应对整块组织各水平进行切片或连续切片。活检心肌也可用于心肌细胞培养，供心肌细胞的病理学研究。

3. 并发症

(1) 心肌穿孔、急性心脏压塞：是临床上最严重的并发症，发生率为 0.3%~0.5%。与 EMB 操作粗暴、用力过猛有关，取材部位不当，取材过多、过深有关。右心室游离壁、右心室流出道和下壁等处室壁较薄，钳取时容易发生穿孔。一经发现必须立即终止手术，紧急施行心包穿刺引流，解除压塞症状。对于心肌穿孔较大者，请心外科手术修补。

(2) 三尖瓣损伤：操作相关，若轻度损伤，一般可不做特殊处理，有严重损伤，按急性三尖瓣关闭不全处理，必要时行外科三尖瓣修补术或瓣膜置换术。

(3) 栓塞：主要原因为心腔内原有血栓脱落、心肌活检组织或组织碎屑脱落，以及操作中气栓，均可导致栓塞。术前仔细检查排除心腔内血栓，术中规范操作，适当抗凝，有助于避免和减少栓塞发生。

(4) 心律失常：与活检钳触碰刺激心室壁，以及钳夹部位损伤影响到传导系统有关，应注意选择活检部位，通常在钳夹时可以适当观察，如心电监测已经出现房室传导阻滞，建议松开钳夹，不再继续钳取。若出现影响血流动力学的严重心律失常，应积极对应处理。

(5) 与穿刺损伤有关的并发症：包括气胸、血管损伤、神经麻痹、穿刺部位出血、血肿、动静脉瘘形成等，规范熟练操作可减少上述并发症。

总之，EMB 是一种有创的心脏组织评估方法，是诊断心脏排斥反应、心肌炎和浸润性 / 蓄积性疾病的金标准，对心肌病、心力衰竭和室性心律失常的病因鉴别诊断也具有重要意义。另外，EMB 在提供疾病诊治策略建议方面具有一定意义，特别是在对于临床病因诊断不明，或是倾向病因诊断，但需要为治疗和预后提供特定依据的情况。最后，随着科学技术的发展，特别是分子遗传学的进步，EMB 的病理学检测结果与临床医学、影像学等多学科的结合，更是对未知疾病的发生和发展规律的进一步探索，也是将基础科学转化为临床的一种实践。因此，合理使用 EMB，开展更多的实践，积累并总结经验，不断探索创新，对包括心肌病在内的很多心血管疾病进一步研究，都有重要意义。

（杨伟宪）

第 10 章

遗传学检查及结果判读

一、遗传学检查

心肌病是一种异质性疾病，对临床诊断的原发性心肌病，病因学上均应考虑遗传因素，对此 2018 年美国心衰协会提出了相关指南建议。该指南提出对心肌病患者的遗传检测应包括以下 6 个方面：①对于所有原发性心肌病患者，建议获得至少 3 代的家族史，包括建立谱系图。②对一级亲属进行临床（或表型）筛查。③建议将遗传性、家族性或其他原因不明的心肌病患者转诊到专业的医疗机构。④对明确受累的家族成员进行分子遗传检测筛查。⑤对所有患者及其家属提供遗传咨询。⑥当在个体中识别出心肌病基因的致病性或可能致病性变异以及由 ACMG 制定的次要发现基因的变异位点时，建议进行有针对性的心血管表型分析。

为了得到最有决定性和最有益的结果，诊断性遗传检测最好对确诊的患病个体进行。此外，由于有时在单个家庭中会出现多个与疾病相关的遗传变异，因此理想情况下，应该对家庭中表型最严重和 / 或最早发病的个体进行检测，这是临床遗传学中一个公认的原则，因为选择疾病最明显的个体会增加发现遗传原因的可能性。如果是家庭中进行基因检测的理想人选无法获得或不愿进行，则应考虑对另一位受影响的家庭成员进行全面的基因检测。

心肌病患者基因检测的时机尚未有明确的研究。由于检测结果可能指导疾病管理，我们建议在患者确诊心肌病时进行基因检测，但也可以在诊断后的任何时间进行。有关基因检测选择的教育和咨询是这一过程的关键组成部分。对于那些进行过基因检测的人来说，如果之前的检测结果是阴性或不确定的，现有阳性检出率有所提高时，那么可以重新检测。

85

随着下一代测序(NGS)技术的发展,使得同时对数十种与表型相关的基因组合进行测序已成为常态,并且成本较低。因此,对多基因组组合进行分子遗传测试现已成为心血管遗传医学的实践标准。此外,由于心肌病的遗传异质性,多基因组合检测优于单基因测序,同时多基因检测和级联筛选也具有成本效益。

(一)肥厚型心肌病

肥厚型心肌病(HCM)是最常见的单基因遗传性心血管疾病,主要为常染色体显性遗传,有50%的概率传给下一代;偶见常染色体隐性遗传。现已报道近30个基因与HCM发病有关,其中8个核心基因均编码肌小节蛋白,包括粗肌丝、细肌丝和Z盘结构蛋白,为明确致病基因。在符合HCM诊断标准的患者中,肌小节致病基因可在高达60%的病例中识别出导致疾病的突变,其中 *MYBPC3* 和 *MYH7* 这两个基因占比高达80%。有些HCM拟表型疾病,心肌肥厚的特点也符合HCM的诊断,包括 *GLA* 基因突变导致的Anderson-Fabry病、*LAMP2* 基因突变导致的Danon病、*PRKAG2* 基因突变导致的糖原贮积症(glycogen storage disease, GSD)、*TTR* 基因突变导致的系统性淀粉样变、*GAA* 基因突变导致的蓬佩病。因此,建议对HCM的基因筛查至少要包括几个核心基因(表10-1)。

表10-1　肥厚型心肌病相关致病基因

基因名称	基因ID	遗传模式	占比/%
MYH7	4625	AD	15~30
MYBPC3	4607	AD, 极少 AR	15~30
TNNT2	7139	AD	1~5
TNNI3	7137	AD	1~5
TPM1	7168	AD	1~5
MYL2	4633	AD	<1
MYL3	4634	AD, 极少 AR	<1
ACTC1	70	AD	<1
PLN	5350	AD, AR	<1
FLNC	2318	AD	<1
GLA	2717	XD, XR	<1

续表

基因名称	基因 ID	遗传模式	占比 /%
LAMP2	3920	XD	<1
PRKAG2	51422	AD	<1
TTR	7276	AD	<1
GAA	2548	AR	<1

注：AD 为常染色体显性遗传，AR 为常染色体隐性遗传，XD 为伴 X 染色体显性遗传，XR 为伴 X 染色体隐性遗传。

基因检测建议：根据 2014 年 ESC 指南推荐：

（1）对已经临床确诊为 HCM 的患儿推荐 *MYBPC3*、*MYH7*、*TNNI3*、*TNNT2*、*TPM1* 基因检测。

（2）在发现先证者特异性基因突变的基础上，对其家族成员及其他相关亲属进行特异性突变筛查。

对 HCM 患者相关亲属的致病性突变筛查优于临床评估，未携带该突变的亲属免于临床检测，携带该突变的高危亲属定期或在出现症状后及时检查；另外，对于对尚无表型的携带者，应定期进行心脏检查，并限制一定的体育运动。

（二）扩张型心肌病

迄今报道的扩张型心肌病（DCM）相关致病基因超过 60 个，其中具有明确家系连锁证据支持的致病基因见表 10-2。DCM 致病基因主要编码细胞结构及功能相关蛋白。前者绝大多数为肌节蛋白相关编码基因，也包括心肌细胞 Z 带、细胞核、细胞骨架及连接相关蛋白的编码基因；后者见于转录因子以及离子通道等细胞功能相关蛋白编码基因。遗传因素占 20%~35%，遗传方式以常染色体显性遗传多见，也有常染色体隐性遗传、X 连锁遗传、线粒体遗传等，后者多见于儿童。约 40% 的家族性 DCM 可筛查到明确的致病基因突变，*TTN* 基因截短突变占比最高。

表 10-2　扩张型心肌病相关致病基因

基因名称	基因 ID	遗传模式	占比 /%
MYH7	4625	AD	5~10
MYBPC3	4607	AD	2
TNNT2	7139	AD	3~6

续表

基因名称	基因 ID	遗传模式	占比 /%
DSP	1832	AR	3
TTN	7273	AD	15~25
LMNA	4000	AD	5~8
MYH6	4624	AD	4
MYPN	84665	AD	3
RBM20	282996	AD	2~5
SCN5A	6331	AD	3
ANKRD1	27063	AD	2
DES	1674	AD	少见
DMD	1756	XR	少见

注：AD 为常染色体显性遗传，AR 为常染色体隐性遗传，XR 为伴 X 染色体隐性遗传。

基因检测建议：

（1）对于 DCM 进行基因检测，应包括表 10-2 中的 13 个明确致病基因。

（2）对于伴有典型性心脏传导阻滞和 / 或有过早猝死家族史的 DCM 患者，推荐综合性或至少含 *LMNA* 和 *SCN5A* 的基因组合检测。

（3）在典型的病例中发现 DCM 的致病突变后，建议对家庭成员和适当的亲属进行突变特异性基因检测。基因检测可以帮助家族性 DCM 患者明确诊断，识别心律失常和综合征特征的高危人群，促进家族内的级联筛选，并有助于计划生育。同时使未携带该突变的亲属免于进行临床检测；携带该突变的高危亲属定期或在出现症状后及时检查。这也可以避免医疗资源的浪费。

另外携带不同的基因变异会出现的症状和治疗方式，如携带 *DES* 或 *LMNA* 突变的 DCM 患者，心脏性猝死的可能性大；而有 *LMNA* 突变且合并传导阻滞的 DCM 患者，考虑提前植入 ICD 进行预防。

对尚无表型的携带者，定期进行心脏检查；青春期前每 1~2 年，成年后每 3~5 年或出现症状后，避免不良事件的发生。

（三）致心律失常性右室心肌病

致心律失常性右室心肌病（ARVC）临床表现差异很大、外显度不完全（不罕见），通常与年龄呈正相关，遗传因素约占 50%，多呈常染色体显性遗传，但也有些特殊类型表现为常染色体隐性遗传，如 Naxos 病和 Carvajal 综合征。目前已明确 AVRC 致病基因有桥粒蛋白，也有非桥粒蛋白（表 10-3）。

表 10-3　致心律失常性右室心肌病相关致病基因

基因名称	基因 ID	遗传模式	占比 /%
PKP2	5318	AD	20~45
DSP	1832	AD, 极少 AR	1~13
DSG2	1829	AD	4~15
DSC2	1824	AD	1~7
JUP	3728	AR, 极少 AD	1
TMEM43	79188	AD	<1

注：AD 为常染色体显性遗传，AR 为常染色体隐性遗传。

基因检测建议：

（1）对于符合诊断标准的 ARVC 患者，进行综合性或选择性（包含 *JUP*、*DSC2*、*DSG2*、*DSP*、*PKP2* 和 *TMEM43*）的相关基因组合检测是有益的。

（2）可以考虑对怀疑为 ARVC 的患者（满足 1 项主要或 2 项次要标准）进行检测。

（3）仅满足 1 项次要标准的患者不推荐检测。

（4）推荐对所有找到致病突变的患者家属进行特异性位点的筛查。对于高危亲属建议，对携带家族特异性致病突变的 10~50 岁的亲属：每年进行心功能和心率的检查；未检测或未找到致病变异的患者：推荐无症状高危一级亲属（>10 岁）每 3~5 年进行一次临床检查。

（四）限制型心肌病

限制型心肌病（RCM）是一种罕见的疾病。很少有关于其流行病学或自然史的报道，该疾病的外显度可能与年龄呈正相关。该疾病的遗传方式包括常染色体显性、X 连锁、常染色体隐性遗传、线粒体遗传；主要致病基因是肌小节基因和 Z 盘的基因突变，如 *MYH7*、*TNNI3*、*TNNT2*、*TPM1*、*ACTC1*、*TTN*、*LBD3* 和 *FLNC* 等。对 RCM 的基因筛查基因可参照 HCM 和 DCM 的核心基因。

基因筛查建议：

（1）基于对患者的临床病史、家族史和心电图/超声心动图表型的检查，专家确诊的 RCM 患者都可以进行基因筛查。

（2）在先证者中发现 RCM 相关的致变异后，建议对家庭成员和适当的亲属进行突变特异性变异位点的检测。

有 *DES* 或 *LMNA* 突变的 RCM 患者发生心律失常的可能性增加，应考虑在早期植入 ICD 进行预防；另外，基因筛查有助于合并多系统疾病的 RCM 患者的针对性治疗。

（五）左心室致密化不全（LVNC）

近 50%LVNC 患者有家族史，其遗传方式多样，包括常染色体显性或隐性遗传、X 连锁、线粒体基因遗传等。目前发现约有 15 个基因参与 LVNC 发生，包括 *TAZ*、*ZASP/LBD3*、*LMNA*、*DTNA*，还与 *MYH7*、*ACTC*、*TPM1*、*MYBPC*、*TNNT2* 及 *FKBP-12*、*SCN5A* 等。基因检测的诊断率为 15%~25%。对于 LVNC 的基因筛查核心基因可以使用与 LVNC 表型相关的心肌病基因组合。

基因检测的建议：

（1）基于对患者的临床病史、家族史和心电图/超声心动图表型的检查，专家确诊的 LVNC 的患者都可以进行基因筛查。

（2）在先证者中发现 LVNC 相关的致变异后，建议对家庭成员和适当的亲属进行突变特异性变异位点的检测。

二、数据及报告解释

针对检测出的基因变异，应按照美国医学遗传学与基因组学学会（American College of Medical Genetics and Genomics，ACMG）分类标准对其进行致病性判读（表 10-4）。将变异位点分为致病、可能致病、临床意义不明确、良性和可能良性五种类型。具体的使用规则见表 10-5、表 10-6。

表 10-4　致病变异分级标准

致病性证据	分类
非常强 Very strong PVS1	PVS1：当一个基因的致病机制为功能缺失（LOF）时，该基因的无效变异（Null variant），包括无义突变、移码突变、经典 ±1 或 2 的剪接突变、起始密码子变异、单个或多个外显子缺失。

致病性证据	分类
非常强 Very strong PVS1	警告：当遇到以下情况时，该原则不适用： 1. 该基因的 LOF 是否是导致该疾病的明确致病机制（如 *GFAP*, *MYH7*） 2. 发生在 3' 端末端的功能缺失变异 3. 需注意外显子选择性缺失是否影响到蛋白质的完整性，若剪接位点导致非移码突变，仅造成轻微（mild）或中性（neutral）的影响，如缺失 3 个碱基的非移码突变 4. 当一个基因存在多个转录本时，某变异只影响其中一个 / 若干转录本（如 *TTN*） 降级： 1. 变异所在的基因和疾病的相关性必须至少是"中等的"，否则，不可使用 PVS1；如基因和疾病的相关性是"中等的"，较之相关性是"强的"和"明确的"，证据强度要下降一到两个等级，最高只能到"PVS1_strong" 2. 对于起始密码子变异，证据强度最高为"PVS1_moderate"
强 Strong PS	PS1：与先前已确定为致病性的变异有相同的氨基酸改变。例如同一密码子，G>C 或 G>T 改变均可导致缬氨酸→亮氨酸的改变 警告：若碱基改变是通过影响剪接位点而非影响氨基酸改变而导致疾病的，则该原则不适用 降级：PM5- 新的错义突变导致氨基酸改变，之前在同一位点导致改变为另一种氨基酸的变异已经证实是致病的 PS2：患者的新发变异（无家族史且经双亲验证） 警告：父母验证后，还需注意卵子捐赠、代孕、胚胎移植错误等情况 降级：PM6- 未经父母样本验证的新发变异 PS3：体内、体外功能实验已明确会导致基因功能受损的变异 警告：功能实验需要验证是有效的，且具有重复性与稳定性

致病性证据	分类
强 Strong PS	PS4：变异出现在患病群体中的频率显著高于对照群体 警告： 1. 可选择使用相对风险值或者 OR 值来评估，建议位点 OR>5.0 且置信区间不包括 1.0 的可列入此项 2. 极罕见的变异在病例对照研究可能无统计学意义，但在满足 PM2 前提下，可使用 PS4，证据强度随患者数量减少而下降，这种情况一般用于常染色体显性遗传疾病。 降级： 1. 以 *MYH7* 为例：满足 PM2（MAF <0.004%）前提下，当观察到的患者数量 ≥ 15 时，可使用 PS4；≥ 6 时，可使用 PS4_moderate，≥ 2 时，可使用 PS4_supporting 2. RASopathy 疾病中，对于正常对照人群中不存在的相关基因的变异，当观察到的患者数量 ≥ 5 时，可使用 PS4；≥ 3 时，可使用 PS4_moderate；≥ 1 时，可使用 PS4_supporting
中等 Moderate PM	PM1：位于热点突变区域或蛋白重要功能结构域和 / 或位于已知无良性变异的关键功能域（如酶的活性位点）。如，马方综合征的致病基因 *FBN1* 上的半胱氨酸（Cys）改变 PM2：ESP 数据库、千人数据库、EXAC 数据库中正常对照人群中未发现的变异（或隐性遗传病中极低频位点） 警告：对于肥厚型心肌病，致病基因 *MYH7* 的 MAF<0.004% 即可视为极其罕见，符合 PM2 标准；其他基因若无特殊说明可以参考基因 *MYH7* 的 MAF 值。高通量测序得到的插入 / 缺失人群数据质量较差，因此不适用该条证据 PM3：在隐性遗传病中，在反式位置上检测到致病变异 警告：这种情况必须通过患者父母或后代验证 PM4：非重复区框内插入 / 缺失或终止密码子丧失导致的蛋白质长度变化

致病性证据	分类
中等 Moderate PM	PM5：新的错义突变导致氨基酸变化，此变异之前未曾报道，但是在同一位点，导致另外一种氨基酸的变异已经确认是致病性的，如现在观察到的是 Arg156Cys，而 Argl56His 是已知致病的 警告：若该致病变异位点的致病原因是影响剪切则不能直接使用
	PM6：未经父母样本验证的新发变异 升级：PS2- 若有生物学上父母的样本进行确认后，可升级为 PS2
支持证据 Supporting PP	PP1：某疾病的确定致病基因，其变异位点与疾病存在家系共分离现象（在家系多个患者中检测到此变异） 警告：注意共分离计算时使用的是减数分裂的次数，即家系中确定患病个体的数量减 1；在假定先证者携带目的变异的概率是 1 的前提下，评估共分离的可能性，显性遗传模式下，$N=(1/2)^m$（m 为减数分裂次数），多个家系中发现同一变异共分离，m 可累计求和。如有更多的证据，可作为更强的证据
	PP2：对某个基因来说，如果这个基因的错义变异是造成某种疾病的原因，并且这个基因中良性变异所占的比例很小，在这样的基因中所发现的新的错义变异
	PP3：多种预测软件分析该变异对基因或基因产物是有害的，包括保守性预测、进化预测、剪接位点影响等 警告：应为不同原理和算法的预测软件。PP3 在一个任何变异的评估中只能使用一次 中国医学科学院阜外医院分子诊断中心原则： 根据预测软件的作用原理，主要查看 4 个软件：SIFT_pred、Polyphen2_HVAR_pred、MutationTaster_pred 以及 CADD_phred 1. CADD_phred>15 的即认为是有致病的可能性；SIFT_pred、Polyphen2_HVAR_pred 和 MutationTaster_pred 中 D、D 和 D 表示致病，T、B 和 N 认为是良性

致病性证据	分类
支持证据 Supporting PP	2. 当 CADD>15，同时 SIFT_pred、Polyphen2_HVAR_pred 和 MutationTaster_pred 中至少有两个预测是致病，即可认为满足 PP3 标准 3. 若有软件预测无结果，则按照其他预测结果评测；若都无，则不使用该条证据 升级：PS3- 当功能实验已明确变异会导致基因功能受损，例如 mRNA 分析已证明存在异常的转录本从而导致蛋白质表达异常，此时使用 PS3，不能再同时应用 PP3 PP4：变异携带者的表型或家族史高度符合某种单基因遗传疾病 适用条件：检测的敏感度高；疾病定义明确，与其他临床表现很少重合；该致病基因少有良性变异；遗传模式相同 警告：该证据不能用于二次发现的变异分类

表 10-5   良性变异分类标准

良性影响的证据	分类
独立证据 Stand-alone	BA1：ESP 数据库、千人数据库、EXAC 数据库中等位基因频率 >5% 的变异
强 Strong	BS1：等位基因频率大于疾病患病率 BS2：对于早期完全外显的疾病，在健康成年人中发现该变异（隐性遗传病发现纯合、显性遗传病发现杂合，或者 X 连锁半合子） 警告：MYH7 相关心肌病外显率低且在成人期发病，因此不能使用 BS2；而 PAH 基因只有当健康成年人中发现纯合变异才可使用该证据 BS3：体内或体外实验确认对蛋白质功能和剪接没有影响的变异 BS4：与疾病不存在共分离现象 警告：要考虑疾病外显度、基因间相互作用等问题

续表

良性影响的证据	分类
支持证据 Supporting	BP1：已知一个疾病的致病原因是某基因的截短变异，在此基因中所发现的错义变异
	BP2：在显性遗传病中又发现了另一条染色体上同一基因的一个已知致病变异，或者是任意遗传模式遗传病中又发现了同一条染色体上同一基因的一个已知致病变异
	BP3：功能未知重复区域内的缺失 / 插入，同时没有导致基因编码框改变
	BP4：多种预测软件认为变异会对基因或基因产物无影响，包括保守性预测、进化预测、剪接位点影响等 警告：应为不同原理和算法的预测软件 BP4 在任何一个变异的评估中只能使用一次
	BP5：在已检测出致病变异的患者中发现的变异
	BP6：有可靠信誉来源的报告认为该变异为良性的，但证据尚不足以支持且本实验室无法进行独立评估
	BP7：不影响剪接，且非高度保守位置的同义突变

表 10-6 遗传变异分类联合标准规则

标准	描述
致病的	1. 1 个非常强（PVS1）和 　a. ≥ 1 个强（PS1~PS4）或 　b. ≥ 2 个中等（PM1~PM6）或 　c. 1 个中等（PM1~PM6）和 1 个支持（PP1~PP5）或 　d. ≥ 2 个支持（PP1~PP5） 2. ≥ 2 个强（PS1~PS4）或 3. 1 个强（PS1）和 　a. ≥ 3 个中等（PM1~PM6）或 　b. 2 个中等（PM1~PM6）和 ≥ 2 个支持（PP1~PP5）或 　c. 1 个中等（PM1~PM6）和 ≥ 4 个支持（PP1~PP5）

标准	描述
可能致病的	1. 1 个非常强（PVS1）和 1 个中等（PM1~PM6）或 2. 1 个强（PS1~PS4）和 1~2 个中等（PM1~PM6）或 3. 1 个强（PS1~PS4）和 ≥ 2 个支持（PP1~PP5）或 4. ≥ 3 个中等（PM1~PM6）或 5. 2 个中等（PM1~PM6）和 ≥ 2 个支持（PP1~PP5）或 6. 1 个中等（PM1~PM6）和 ≥ 4 个支持（PP1~PP5）
良性的	1. 1 个独立（BA1）或 2. ≥ 2 个强（BS1~BS4）
可能良性的	1. 1 个强（BS1~BS4）和 1 个支持（BP1~BP7）或 2. ≥ 2 个支持（BP1~BP7）
意义不明确的	1. 不满足上述标准或 2. 良性和致病标准相互矛盾

（殷昆仑　周　洲）

第 11 章

病 理 检 查

心肌病相关病理检查主要包括心内膜心肌活检（endomyocardial biopsy，简称 EMB）、梗阻性肥厚型心肌病外科手术切除心肌、左心辅助装置（人工心脏）植入术心尖打孔组织、心脏移植术摘除标本病理检查、心肌病或心力衰竭或猝死尸体病理检查等。本章节主要就 EMB 相关病理内容做简要的介绍。

一、病理检查的意义

EMB 是一种常用的直接评价心肌组织的诊断方法，除常规用于移植心脏排斥反应监测外，还可用于心肌炎（又称炎症性心肌病）、心肌病、心律失常、药物心脏毒性和系统疾病累及心脏的诊断评价。实际上，EMB 可有效鉴别心肌炎导致的急性心力衰竭与慢性心肌病急性恶化，两者的临床表现虽然相似，但是前者一旦确诊可通过免疫抑制治疗好转或治愈，而后者的慢性心肌组织学发现可帮助预测疾病的可逆性和治疗后恢复的可能性。

EMB 受到无创检查尤其是心脏磁共振技术和血液标志物发展的挑战。但是影像学的组织分辨率仍然有限，难以识别疾病早期改变和不同的组织学类型（如炎症类型）。心肌标志物又是非特异性的，存在心外器官损伤的干扰，还需鉴别缺血性或非缺血性损伤。加上心肌病较大的临床和影像异质性，可引起临床误诊。心脏移植病理研究发现，晚期心力衰竭的临床误诊率为 17%，其中非缺血性心肌病的误诊率达 30%。那些具有独特治疗与预后的特殊的或继发的心肌疾病难以通过无创检查确诊，而诊断性的 EMB 可明显改变疾病管理，甚至推迟心脏移植。

EMB 还是一种研究工具，可帮助我们进一步了解心肌病的细胞与分子机制,开发基于活检组织的分子诊断技术,开发与诊断或预后相关的组织学标志物,回答 EMB 诊断病毒相关心肌病的敏感性和特异性问题,回答外周血无法检测的体细胞突变在心肌病发病和遗传学诊断的作用等问题。

二、心内膜心肌活检的适应证

EMB 因其有创性和多数病理改变的非特异性,并不是心力衰竭和心肌病的常规检查手段。欧美心脏病学相关学会基于循证医学结果达成的专家共识提出了 EMB 在不同疾病的应用建议,目前仍是可遵循的合理应用 EMB 的国际指南(表 11-1)。国际较大心脏中心的经验揭示下述三种情况 EMB 的获益较大:

(1)快速进展的不明原因心力衰竭或心肌病,疑似活动性心肌炎或巨细胞性心肌炎,常规治疗无效。

(2)不明原因限制型心肌病,考虑心肌淀粉样变性,决定是否化疗。

(3)寻找心肌病的特异病因诊断,有可能改变治疗。

相反,国际经验不支持不明原因的房性和室性心律失常应用 EMB 诊断。

表 11-1 心内膜心肌活检的临床指征(AHA/ACCF/ESC 2007)

序号	临床情形	推荐级别	证据级别
1	新发心衰 <2 周,左室大小正常或扩张伴血流动力学受损	I	B
2	新发心衰 2 周至 3 个月,左室扩张,伴新发室性心律失常,二度或三度房室传导阻滞,常规治疗 1~2 周无效	I	B
3	>3 个月的心衰,左室扩张,伴新发室性心律失常,二度或三度房室传导阻滞,常规治疗 1~2 周无效	IIa	C
4	怀疑过敏反应和 / 或嗜酸性粒细胞增多症引起的心衰,不论病程长短	IIa	C
5	怀疑蒽环类抗癌药心肌病相关心衰	IIa	C
6	不明原因的限制型心肌病相关心衰	IIa	C

续表

序号	临床情形	推荐级别	证据级别
7	可疑心脏肿瘤	Ⅱa	C
8	儿童不明原因心肌病	Ⅱb	C
9	新发心衰 2 周至 3 个月，左室扩张，不伴新发室性心律失常，二度或三度房室传导阻滞，常规治疗 1~2 周有效	Ⅱb	B
10	>3 个月的心衰，左室扩张，不伴新发室性心律失常，二度或三度房室传导阻滞，常规治疗 1~2 周有效	Ⅱb	C
11	不明原因肥厚型心肌病相关心衰	Ⅱb	C
12	怀疑致心律失常性右室心肌病	Ⅱb	C
13	不明原因的室性心律失常	Ⅱb	C
14	不明原因的房颤	Ⅲ	C

此外，临床医师还应在分析临床表现之后提出可能的诊断，缩小疾病或病因范围。若能参考欧美心血管病理学会基于病理文献证据提出的针对心肌病特异病因或疾病的病理诊断潜力与 EMB 推荐建议（表 11-2），有可能会提高临床获益。

表 11-2　心内膜心肌活检的病理诊断潜力与推荐分级
（AECVP/SCVP 2011）

序号	拟诊疾病	病理诊断潜力	推荐级别
1	心肌炎 / 炎症性心肌病	确诊	支持
2	心脏结节病	确诊	支持
3	药物或有毒化学品引起的心肌疾病	高度怀疑 / 怀疑	支持（过敏性心肌炎）/ 混合（药物毒性）
4	产后心肌病	怀疑	混合
5	心脏淀粉样变性	确诊	支持
6	铁沉积或过载	确诊	支持
7	糖原蓄积病	怀疑 / 电镜确诊	支持

续表

序号	拟诊疾病	病理诊断潜力	推荐级别
8	Fabry 病	怀疑 / 电镜确诊	支持
9	结蛋白心肌病	非特异 / 电镜与组化确诊	支持
10	肌营养不良蛋白心肌病	确诊 / 怀疑	混合
11	核纤层蛋白病（Lamin A/C）	非特异	不支持
12	线粒体心肌病	电镜高度怀疑 / 怀疑	混合
13	致心律失常性右室心肌病	高度怀疑 / 非特异	支持（在部分病例）
14	Löeffler 心内膜炎 / 心内膜心肌纤维化	确诊 / 怀疑	支持（急性或亚急性期）
15	心脏肿瘤	确诊	支持
16	肥厚型心肌病（肌小节基因突变）	怀疑 / 非特异	混合
17	特发性限制型心肌病	怀疑 / 非特异	混合
18	特发性扩张型心肌病	怀疑 / 非特异	混合
19	心脏移植	确诊	支持

三、活检检材要求与病理技术扼要

为减少因病变分布不均对病理诊断准确性的影响，送检组织数量至少 3 块，最好 4 块，从室间隔不同部位取材。组织块直径为 1~2mm，不可分切。活检组织中除可能钳取到的脂肪、血凝块和少许心内膜及瓣叶等组织以外，应含有 50% 以上的心肌组织以供病理诊断。若影像学检查提示病变局灶或局限分布，应适当增加活检组织数量。若使用 7 F 或更小的活检钳，则至少需要钳取 6 块组织。活检组织应立即置于室温而非预冷的 10% 中性福尔马林固定液中送检。电镜病理检查不是常规项目，只适用于部分病例，而且需要额外的 1~2 块组织置于 2%~5% 的戊二醛固定液中送检。

常规病理制片多采用石蜡切片，至少需要 3 个不同水平的切片（深切）行苏木素 - 伊红（H.E.）染色，任意水平切片 1 张做结缔组织染色如 Masson 三色染色，还可备片数张做免疫组织化学染色。由于心肌病病因复杂多样，病理学方法并非一成不变，病理医师往往需要根据临床的病因考虑选择不同的方法。特殊和疑难病例的活检需要术前沟通讨论病理方案。我们根据国际主要心脏中心和中国医学科学院阜外医院的经验，梳理了有关的心肌病 EMB 的病理技术流程（表 11-3），供国内拟开展 EMB 的单位参考。

表 11-3　心内膜心肌活检的病理技术选项

流程	选项	指标或技术细节
临床送检	常规病理	10% 中性福尔马林固定
	冰冻切片（可选）	新鲜组织，及时送检或速冻保存于 −80℃冰箱
	电镜检查（可选）	2.5%~5% 戊二醛固定液固定
病理制片	石蜡切片	常规脱水过夜（>12h）或快速脱水（2h）
		连续切片，切片编号，至少 3 个水平的切片做常规染色，剩余切片防脱玻片捞取备用
病理染色	常规染色	苏木素 - 伊红染色（3 张切片）
	组织化学	Masson 三色染色、Weiger telastica-van Gieson 染色显示心肌纤维化的胶原纤维
		刚果红染色显示淀粉样物质
		PAS 染色显示糖原蓄积（冰冻切片）
		油红 O 染色显示脂质沉积（冰冻切片）
		普鲁士蓝染色显示铁沉积
	酶组织化学	SDH，COX 显示肌病相关酶学变化（冰冻切片）
	免疫组织化学或免疫荧光	CD45，CD3、CD20、CD4、CD8、CD68（心肌炎套餐）
		TTR、免疫球蛋白轻链 Kappa 及 Lamda、Apo A（Ⅰ、Ⅱ、Ⅳ）、Amyloid A（淀粉样变性分型）
	电镜检查（可选）	超微病理改变（淀粉样变性、糖原蓄积症、Fabry 病等少数浸润性和蓄积性心肌病）

四、各类心肌病的病理特点与诊断

（一）肥厚型心肌病

肥厚型心肌病（HCM）是一种常见的常染色体显性遗传性疾病，临床多见的是肌小节相关基因突变，也可见到与心肌能量代谢相关的基因突变，如某些类型的线粒体心肌病。基因型-表型并不完全对应或关联。该病的临床诊断主要依靠影像学检查，但要除外其他原因导致的左室肥厚，例如高血压、主动脉瓣狭窄左室肥厚和运动员心脏等，同时勿将老年性的室间隔隆起或成角诊断为HCM。

典型病理改变是左室壁肥厚，可为对称性或非对称性，常见累及室间隔基底部的非对称性肥厚，导致左室流出道梗阻，二尖瓣收缩期前向运动可在主动脉瓣下形成冲击斑。心尖肥厚型和左室中段肥厚型心肌病是特殊的少见的亚型。

该病的组织学特征为心肌细胞肥大、间质或替代性纤维化和心肌排列紊乱，后者是心肌细胞正常的平行排列丢失，代以相互成角或呈风车样或鱼骨样的排列（图 11-1）。电镜下心肌细胞内肌原纤维可见紊乱和十字交叉形态。心壁内小动脉常见结构不良改变和狭窄。EMB 不是 HCM 的常规检查手段，但是有助于部分疑似浸润性或蓄积性疾病（例如淀粉样变性或 Fabry 病）的排除诊断。

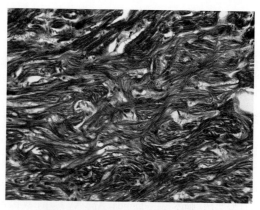

**图 11-1   肥厚型心肌病的心肌细胞
排列紊乱，PTAH 染色**

（二）扩张型心肌病

扩张型心肌病（DCM）是一种以一侧或双侧心室扩张和收缩功

能受损的心肌疾病。心脏质量增加,心腔扩张可拉伸心肌细胞而致室壁减薄,肌小梁扁平,心房或心室附壁血栓常见。组织学改变非特异,可见心肌细胞核增大、异染色质增多,畸形变,而心肌纤维变细和拉长,可见核周空晕和空泡样变性或肌溶解。心肌纤维化多少不一,间质纤维化多见,局灶可见替代性纤维瘢痕(图 11-2)。

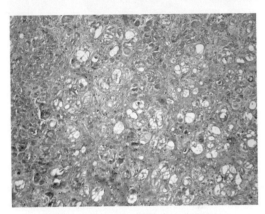

**图 11-2　扩张型心肌病的心肌纤维化,
Masson 三色染色**

　　DCM 是最常见的心肌病。病因复杂多样,以获得性为主,如病毒性心肌炎后和慢性酒精摄入。约有 30% 的病例有家族史,其中仅有一小部分可检出基因缺陷。家族性与非家族性 DCM 不能通过常规组织学检查鉴别。

　　诊断 DCM 要首先除外瓣膜性心脏病、冠心病和高血压心脏病。其次要与其他类型心肌病的终末期改变鉴别。EMB 虽然有助于鉴别心衰或心律失常的原因,例如活动性心肌炎还是某种慢性疾病急性恶化,但是 EMB 的主要目的是除外特异的病因或系统疾病,尤其是那些可能影响治疗,而其他诊断方法不能确诊的疾病。

(三)致心律失常性右室心肌病

　　致心律失常性右室心肌病(ARVC)是一种桥粒蛋白相关基因突变的遗传性心肌病,临床可表现为室性心律失常、晕厥、心力衰竭和猝死。病理以进行性心室心肌萎缩和纤维脂肪替代为特征(图 11-3),病变主要累及右室游离壁,常见右室心尖部、三尖瓣下流入道和右室流出道三部位的所谓"结构不良三角"受累,而室间隔受累少见。除经典的右室受累(右室型)外,还可见左室型和双室型等改变。疾病早期常表现为节段性心壁减薄或室壁瘤形成,后期可导致收缩功能障碍,酷似扩张型心肌病。

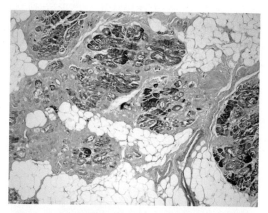

图 11-3　致心律失常性右室心肌病的心肌萎缩、
纤维脂肪替代,Masson 三色染色

该病的临床诊断没有金标准,病理所见的纤维脂肪替代和心肌萎缩并不是特异的改变,单纯的脂肪浸润因其可见于正常心壁而已排除在诊断指标以外。EMB 的半定量评估作为国际诊断标准之一(组织特征标准)为临床诊断提供重要的信息。其中,至少 1 块右室游离壁活检组织残余心肌不足 60% 为主要标准,而残余心肌在 60%~75% 之间为次要标准。而取自室间隔的活检可能对诊断没有帮助,必要时可在影像学或电生理引导的病变区域内活检,尤其是右室游离壁活检,以提高阳性率。

(四)限制型心肌病

限制型心肌病(RCM)是由多种原因引起、通过心肌浸润或纤维化使心脏僵硬、充盈受限的疾病。病因学包含非浸润性(特发性限制型心肌病等)、浸润性(心肌淀粉样变性、心脏结节病等)、蓄积性(Fabry 病、糖原蓄积症、血色病等)和心内膜心肌性(心内膜心肌纤维化、嗜酸粒细胞增多症等)四大类。

不同病因的病理改变和病理检查方法有较大差异。心肌淀粉样变性、心脏结节病、法布里病(Fabry disease)的病理特点突出,单列后述。心内膜心肌纤维化是一种较严重的闭塞性心肌疾病,病理改变以一侧或双侧心室心内膜纤维性增厚、心尖部附壁血栓形成,导致部分心腔闭塞为特征,病变还可累及房室瓣导致瓣膜反流。心内膜心肌纤维化可为 Löeffler 心内膜心肌炎的慢性期或后期改变。后者常伴有嗜酸性粒细胞增多症,特征性病变为嗜酸性粒细胞突出的心内膜炎和心肌炎,常伴血栓形成和机化,后期出现广泛的心内膜纤维化。疾病早期的活检可确定诊断,后期活检的非特异性纤维化无助诊断与治疗。

而特发性 RCM 可散发也可有家族史,可检出与肥厚型心肌病相似的肌小节相关基因突变。病理可见心肌间质纤维化或心肌细胞排列紊乱,甚至正常心肌组织,缺乏特异性,病理诊断常常是排除性的诊断。但是,EMB 可有效鉴别限制性心肌疾病和缩窄性心包炎,或除外炎症性、浸润性、蓄积性或系统性疾病。

(五)左心室致密化不全(LVNC)

左心室致密化不全(LVNC)常见于儿童,是一种先天性疾病,是胚胎早期心肌致密化完成之前特征性的非致密层的永存或增生所致。通常累及左室,可致左室扩张或肥厚。而右室的正常发育就有不彻底的致密化,可见类似病理性致密化不全的改变。心壁内交织的肌小梁与小梁间深陷的隐窝一起构成海绵状的外观,并成为影像学特征性双层结构的病理基础。其他心肌疾病常见的原发的或代偿性心壁肥厚有时可出现局部过度小梁化改变,应注意与 LVNC 鉴别。组织学可见心内膜纤维化和附壁血栓形成,心肌细胞可见肥大或间质纤维化,无特异性改变。EMB 不是该病的常规推荐检查。

(六)心脏结节病

心脏结节病是一种不明原因的系统性肉芽肿性疾病,多有显著的肺和纵隔淋巴结受累等特征,也可仅有心脏损害的所谓孤立性心脏结节病(有尸检报道 40%)。心脏结节病的基本病变是非干酪样肉芽肿性炎。典型的结节无干酪样坏死,由上皮样细胞、多核巨细胞和少量淋巴单核细胞组成。结节病肉芽肿性病变呈慢性浸润性发展,常累及心脏基底部和传导系统,临床表现隐匿,可以无症状,也可出现房室传导阻滞,或出现室性心动过速而怀疑致心律失常性心肌病,也可为限制型心肌病等表现。EMB 是其重要的诊断手段,根据国际诊断标准(日本厚生省标准),心肌组织检出非干酪样肉芽肿性结节为主要标准,而仅有间质纤维化或中度以上单核巨噬细胞浸润为次要标准。EMB 的阳性率约为 20%~30%。

(七)法布里病

法布里病(Fabry disease 或 Anderson-Fabry disease)是溶酶体 alpha- 半乳糖苷酶 A 缺乏导致的一种 X 连锁遗传性代谢性疾病。患者体内神经鞘糖脂广泛沉积,可导致神经系统、肾脏和心脏等多器官疾病。心脏损害常见传导阻滞、瓣膜异常和左室肥厚,偶见限制型心肌病样改变。组织学可见心肌细胞显著空泡变性,收缩成分向心肌细胞周边移位,电镜可见胞质内大量电子致密的同心性层状小体,即髓鞘样结构或小体(图 11-4),从而诊断该病。同时,血浆 alpha- 半乳糖苷酶 A 活性测定可进一步确认。

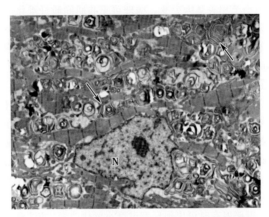

图 11-4　法布里病患者的心肌细胞内大量髓鞘样小体(箭头所示,N 为细胞核),透射电镜,铅铀染色

(八)心肌淀粉样变性

淀粉样变性是一组具有 beta 片层构象的异常折叠蛋白在组织中沉积或浸润性疾病。至少有 11 种淀粉样蛋白可累及心脏,主要有免疫球蛋白轻链沉积(AL)、甲状腺转运蛋白沉积(ATTR)、突变的载脂蛋白沉积(AApoA I)、血清淀粉样蛋白 A(AA)和心房肽沉积(AANP)5 种。AL 又可细分为免疫球蛋白轻链 kappa 和 lambda 沉积,ATTR 分为野生型(老年性)和突变型(遗传性或家族性)淀粉样变性。

各类心肌淀粉样变性多表现为限制型心肌病,也可见肥厚型心肌病样改变。淀粉样蛋白在苏木素 - 伊红染色切片中为均质红染无定形无结构物质,常呈蜂巢样或结节状沉积于心肌细胞周围、心肌间质和血管壁中层(图 11-5)。电镜检查可见 7.5~10nm 直径的非分支微细纤维。刚果红染色偏振光检查可见特征性的由红色(图 11-6)向苹果绿转变的所谓"双折光"。

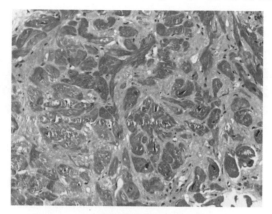

图 11-5 心肌淀粉样变性常规染色所见的淀粉样物质沉积，HE 染色

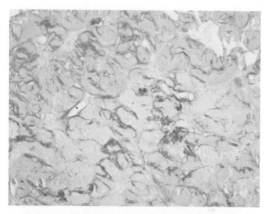

图 11-6 心肌淀粉样变性，刚果红染色阳性

EMB 是心肌淀粉样变性的确诊手段。临床漏诊的主要原因包括临床与影像表现的异质性，不同类型淀粉样变性的系统表现不一和缺乏合适的诊断策略等。心脏外器官的活检，例如腹壁皮下脂肪活检、直肠和齿龈黏膜活检等，可用于疑似病例的筛查，以提高检出率。而 EMB 一般用于临床疑似而影像学又不典型的病例，但同时也是进一步淀粉样变性分型的基础。免疫组织化学染色分型实用性较强，但可出现假阳性，应结合临床和其他检查综合分析。活检组织的显微切割和质谱分析虽然是分型的金标准，但是方法建立和质控不易，国外多集中在少数几个中心分析，以避免错误分型给诊治带来不利结果。

（九）肌营养不良性心肌病

肌营养不良蛋白突变可导致扩张型心肌病，该病可仅表现为进行性心力衰竭，也可累及骨骼肌而并发 Duchenne 或 Becker 肌营养不良。Becker 型肌营养不良的骨骼肌影响轻微，而心肌损害较重。心肌组织学检查可见间质或替代性纤维化、纤维脂肪替代、心肌细胞肥大、空泡变性和肌溶解等非特异改变。肌营养不良蛋白的免疫组织化学染色可显著减少或缺如，但是骨骼肌活检的诊断价值更高，更易获取。电镜检查可见心肌细胞膜不规则，肌膜连续性中断等非特异超微结构改变。临床血清肌酐磷酸激酶和遗传学筛查是该病的一线诊断工具，但是对仅有心脏受累或心脏改变突出的疑似 Becker 肌营养不良病例，EMB 是仅有的诊断工具。

（十）炎症性心肌病（心肌炎）

心肌炎是心脏肌壁的炎症过程及其由此引起的心肌细胞损伤。心肌炎常由感染、自身免疫性损伤或对有毒物质的反应引起。病理常按浸润的炎细胞类型可将心肌炎分为淋巴细胞性、嗜酸性粒细胞性、肉芽肿性、巨细胞性和中性粒细胞性心肌炎。心肌炎的临床表现差异较大，可从亚临床到猝死。心肌炎发生心功能异常时，可称为炎症性心肌病。

病毒感染是心肌炎的常见原因，主要包括柯萨奇病毒等肠道病毒、腺病毒、EB 病毒、巨细胞病毒、疱疹病毒和微小病毒等。病毒性心肌炎的组织学表现均为淋巴细胞性心肌炎，与病毒种类无关。急性期浸润的淋巴细胞数量较多，并伴有少量单核巨噬细胞，淋巴细胞的攻击可引起心肌细胞变性坏死（图 11-7）。病毒性心肌炎有四种不同的临床经过或临床病理分型，包括暴发性心肌炎、急性心肌炎、慢性活动性心肌炎和慢性迁延性心肌炎。病毒性心肌炎的活检阳性率一般在 10%~35% 之间。

巨细胞性心肌炎，病因不清楚，与巨细胞病毒无关，又称特发性巨细胞性心肌炎。它是一种炎性和坏死性的心肌疾病，富含巨细胞，但无上皮样细胞构成的肉芽肿性结节（图 11-8）。室间隔常受累，因而右室活检的阳性率较高（68%~80%）。它是快速进行性心力衰竭和猝死的原因之一，可出现恶性心律失常和假性急性心肌梗死。同种心脏移植后可复发。

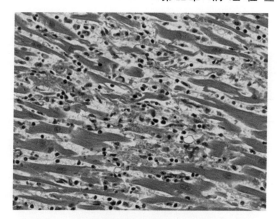

图 11-7 淋巴细胞性心肌炎的心肌细胞坏死和
淋巴细胞浸润，HE 染色

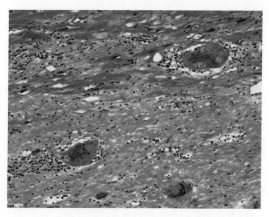

图 11-8 巨细胞性心肌炎的大片心肌细胞坏死和
多核巨细胞，HE 染色

　　嗜酸性粒细胞性心肌炎少见，浸润的嗜酸性粒细胞脱颗粒可直接损伤心肌细胞，引起心肌变性坏死和纤维化。这类炎症的原因多样，部分为系统性血管炎的一部分，如变应性嗜酸性肉芽肿性多血管炎（Churg-Strauss 病），部分伴嗜酸性粒细胞增多症（Löeffler 心内膜心肌炎），更多是药物过敏反应和原因不明的或特发性炎症。

　　组织病理学是诊断心肌炎的金标准。Dallas 标准建立的心肌细胞损伤和炎症细胞浸润依然是心肌炎诊断的两个要点。世界心脏联合会（WHF）根据临床试验结果提出的免疫组织化学标记的炎细胞数量切点（≥ 14 个炎细胞 /mm² 和 ≥ 4 个巨噬细胞 /mm²）使心肌炎的组织学诊断有了明显改进（表 11-4）。

表 11-4 心肌炎的心内膜心肌活检诊断（WHF 标准）

序号	分类	定义
	首次活检	
1	活动性或急性心肌炎	有明确的炎性浸润*，伴相邻心肌坏死或变性，伴有或不伴有纤维化
2	交界性或慢性心肌炎	有明确的炎性浸润*，无心肌坏死或变性，伴有或不伴纤维化
3	无心肌炎	无炎性浸润、无心肌细胞坏死或变性
	再次活检	
4	持续性心肌炎	符合标准 1 或 2
5	愈合中的心肌炎	符合标准 1 或 2，但免疫损伤较首次活检少
6	已愈合的心肌炎	遗留纤维化，无心肌变性坏死和炎性浸润

注：* 免疫组织化学切点 ≥ 14 个炎细胞 /mm²，包含 ≥ 4 个 CD68⁺ 单核细胞 /mm² 和 ≥ 7 个 CD3⁺ T 淋巴细胞 /mm²。

免疫组织化学染色常用的炎细胞标志物包括 CD45、CD3、CD20，CD68、CD4、CD8，也可增加 HLA-ABC 和 HLA-DR 来协助识别心肌组织的免疫激活（损伤）。而病毒型别的鉴定还有赖于病毒基因扩增、免疫组织化学和原位杂交技术。组织学检查偶尔可见病毒包涵体，炎症组织的电镜检查较难发现和鉴定病毒颗粒。

临床尽管有多种检查方法可协助心肌炎的诊断，但是早期诊断和确诊心肌炎仍要依赖 EMB 检出炎性浸润。影像学检查对确定最佳活检部位很有帮助，但是不能替代活检。活检不仅可确诊心肌炎，而且可确定可能的病因，对某些免疫性疾病是否累及心脏也有确认作用。心肌炎疑似病例尤其是重症病例若能规范地开展 EMB，必将提高对该病的诊治水平。

五、心肌病病理诊断报告与局限性

EMB 是心肌病病理检查的主要内容，它是心肌炎、浸润性和蓄积性心肌疾病诊断的金标准。活检病理诊断的潜力和把握度不一，一般有"确诊""高度怀疑""怀疑"和"非特异性或阴性活检"四个级别。病理诊断的用词有时不同于临床诊断，例如病理的淋巴细胞性心肌炎可为病毒感染导致（病毒性心肌炎），也可为自身免疫性损伤。非特异性改变不能确定诊断时多采用描述性诊断，需结合临床或影像学发现确定其意义。阴性活检常常是排除性诊断，对临床鉴别诊断也有重要价值。

　　EMB 有一定局限性。首先，它的特异性较强而敏感度不足。由于常规 EMB 是一种非靶向的活检（有别于内镜下胃黏膜活检），而心肌病变又多呈灶性或局限性分布，所以有假阴性的可能，而不能给临床诊断性或提示性结论。通过准确选择活检指征和时机，获得足够的检材，尤其是开展左室活检和磁共振或电生理引导下的活检，可明显提高 EMB 的敏感度。其次、不同的心脏中心和病理医师的诊断变异较大。这种变异主要来源于诊断经验的差异，包括对活检组织学假象的识别，也与是否采用规范的制样技术和病理诊断标准，以及是否密切联系临床和影像有关。

　　总之，心肌病的病理检查依然是心肌病形态功能表型的金标准，并参与某些特异病因的发现。心肌病的异质性、组织病理改变的非特异性和活检的有创性要求临床"有选择"地开展 EMB。心肌病的诊疗与研究工作具有明显的多学科特性，病理学可发挥其应有的重要作用。

（王红月）

第三篇

心肌病的诊疗

第 12 章

肥厚型心肌病

一、概　　念

肥厚型心肌病（HCM）是一种以心肌肥厚为特征的心肌疾病，主要表现为左心室壁增厚，通常指二维超声心动图测量的室间隔或左心室壁厚度 ≥ 15mm，或者有明确家族史者厚度 ≥ 13mm，通常不伴有左心室腔的扩大，需排除负荷增加如高血压、主动脉瓣狭窄和先天性主动脉瓣下隔膜等引起的左心室壁增厚。

该病是一种常染色体显性遗传病，基本特征是心肌肥厚及猝死发生率高。按照左心室流出道有无梗阻，可将 HCM 分为梗阻性、非梗阻性和隐匿梗阻性。另外，依据分子遗传学研究，HCM 还可以被细分为肌小节基因突变引起的 HCM（40%~60%）、遗传或非遗传的系统性疾病引起的 HCM（5%~10%）以及病因不详的 HCM。

二、临 床 表 现

（一）病史询问

需重点关注患者的家系特征、有无家族史以及有无 HCM 相关症状体征，并对患者进行危险分层，识别 SCD 高危患者。必要时应建立遗传筛查。

（二）症状

HCM 的主要症状：呼吸困难、心前区疼痛、头晕、黑矇、晕厥、心悸、心力衰竭、猝死，出现心房颤动后可形成左心房血栓，脱落均可引起体循环栓塞，如脑栓塞、肾动脉栓塞、肠系膜上动脉栓塞、肢体栓塞、心肌梗死等。合并心力衰竭时可出现夜间阵发性呼吸困难，急性加重可出现急性左心衰竭或全心衰竭的表现：不能平卧、端坐呼吸、呼吸急促、大汗、咳白痰或粉红色泡沫痰，食欲差、腹胀、恶心、呕吐、下肢等下垂部位的可凹性水肿。

约 10% 的患者发生左心室扩张,称为 HCM 扩张期,为 HCM 终末阶段表现之一,临床症状类似 DCM。

(三)体征

典型体征与左心室流出道梗阻有关,无或梗阻轻的患者可无明显的阳性体征。心浊音界可向左扩大、心尖搏动可向左下移位,可有抬举性搏动,胸骨左缘 3~4 肋间可闻及收缩期杂音,心尖部可闻及收缩期杂音,杂音呈递增递减型。

左心室流出道梗阻加重可使心脏杂音增强。常见于患者从蹲、坐、仰卧等姿势变换为直立姿势时,以及 Valsalva 动作、室性期前收缩后代偿性搏动的心肌收缩力增强或使用硝酸甘油后。

合并心房颤动时会出现心律绝对不齐、心音强弱不等和脉搏短绌等体征。

三、辅 助 检 查

1. 实验室检查　常规实验室检查包括血常规、尿常规、血生化(电解质、肝肾功能)以及心肌损伤标志物(CK、CK-MB、cTnI 和 cTnT)、BNP、NT-proBNP 等。常规检查有助于检测能够导致或加重严重心力衰竭患者心室功能障碍的疾病(例如甲状腺疾病、肾功能障碍和糖尿病)和继发性器官功能障碍。高水平 BNP、NT-proBNP 和高敏心肌肌钙蛋白 T(hs-cTnT)与不良心血管事件、心力衰竭和死亡有关。

2. 心电图　心电图的改变可能先于临床表现,尽管心电图是一种敏感、非特异的检查,但是建议所有 HCM 或疑似 HCM 的患者都进行心电图检查。

HCM 患者的心电图多表现为复极异常。病理性 Q 波是 HCM 心电图的典型表现,尤其是下壁导联(Ⅱ、Ⅲ、aVF)和侧壁导联(Ⅰ、aVL 或 V_4~V_6),其通常伴有正 T 波,提示左心室肥厚(left ventricular hypertrophy,LVH)的不对称性分布。异常 Q 波 ≥ 40ms 可能与纤维化有关。HCM 患者常常出现非特异性的 ST-T 段改变,心尖肥厚者常见 Ⅰ、aVL、V_2~V_6 导联 T 波深倒置。另外,HCM 的心电图还可能出现异常 P 波和电轴左偏。

3. 动态心电图监测　所有 HCM 患者均应行 24~48h 动态心电图监测,以评估室性心律失常和猝死的风险,有助于判断心悸或晕厥的原因。约 25% 患者存在无症状性 NSVT。

4. 超声心动图　超声心动图是 HCM 诊断和监测的核心,所有 HCM 患者均应进行全面的经胸超声心动图检查,包括二维超声、彩色多普勒、频谱多普勒、组织多普勒等。

(1)室壁厚度:左心室心肌任何节段或多个节段室壁厚度 ≥ 15mm,并排除引起心脏负荷增加的其他疾病,如高血压、瓣膜病等可诊断为 HCM。一般超声心动图推荐于舒张末期,在短轴平面检测。对于疑似心尖肥厚患者,建议通过胸骨旁和多个心尖切面对心尖进行细致成像。当超声成像不充分时,建议使用超声造影剂或借助 CMR 评价室壁厚度。

(2)流出道梗阻:根据超声心动图检查时测定的左心室流出道与主动脉峰值压差(left ventricular outflow tract gradient,LVOTG),可将 HCM 患者分为梗阻性、非梗阻性及隐匿梗阻性 3 种类型。①安静时 LVOTG ≥ 30mmHg 为梗阻性;②安静时 LVOTG 正常,负荷运动时 LVOTG ≥ 30mmHg 为隐匿梗阻性;③安静或负荷时 LVOTG 均 <30mmHg 为非梗阻性。梗阻的形成可能与收缩期二尖瓣前向运动(systolic anterior motion,SAM)有关。HCM 患者的梗阻可发生在不同部位,包括二尖瓣水平梗阻、左心室中部梗阻、心尖部梗阻。

(3)舒张功能评估:多普勒超声心动图可用于评估左心室舒张功能,反映心室顺应性。目前尚没有单一的超声心动图参数可用作左心室舒张功能障碍的诊断标志。因此,在临床上需要全面评估,以判断患者实际舒张功能。常用指标包括:① E/e'>14;②左心房容积指数 >34ml/m^2;③肺静脉反流频谱(Ar-A 间期 >30ms);④三尖瓣反流峰值流速 >2.8m/s;⑤ E/A>2;⑥组织多普勒(TDI)二尖瓣环运动速率 e'(室间隔侧 e'<7cm/s,侧壁侧 e'<10cm/s)。

(4)收缩功能评估:HCM 患者的左心室射血分数(left ventricular ejection fraction,LVEF)和左心室短轴缩短率(fractional shortening,FS)可表现为正常或者升高。左心室整体纵向应变(global longitudinal strain,GLS)及应变率(strain rate)多降低。LVEF<50% 者多处于 HCM 终末期,左心室扩张,这类患者往往预后较差。

(5)经食管超声心动图:对接受室间隔心肌切除术的患者,推荐行围术期经食管超声心动图检查,以确认左心室流出道梗阻机制,指导制定手术策略,评价手术效果和术后并发症,并检测残余左心室流出道梗阻的程度。

（6）左心房的改变：HCM 患者的超声心动图还可能存在左心房的扩大，且扩大程度是影响预后的重要因素。

5. 运动负荷检查　对静息时无左心室流出道梗阻而有症状的患者，可考虑做运动负荷检查，以排除隐匿性梗阻。临床上可能要在服药或未服药的状态下，做多次运动负荷检查，以诊断隐匿梗阻、观察药物治疗效果及评判是否达到手术标准。

6. X 线胸片　可见左心室增大，亦可在正常范围，可见肺部淤血，但严重肺水肿少见。

7. CT　心脏 CT 结果可结合超声和 CMR，共同评价室壁厚度、心室容积以及心功能。超声心动图成像不充分或因已安装植入起搏器等原因无法行 CMR 的患者，应考虑心脏 CT 检查。合并心房颤动时完善左心房肺静脉 CT。完善头颅 CT 除外有无脑梗死、脑出血。完善冠状动脉 CT 了解是否合并冠脉病变。肾及肾上腺肾动脉 CT 除外有无继发性高血压合并心肌肥厚。如需外科手术治疗，必要时完善主动脉 CT。

8. CMR　在条件允许的情况下，所有确诊或疑似 HCM 的患者均应行 CMR。CMR 的常用于超声心动图难以识别的患者，可以反映心脏形态和纤维化程度，且在检测心尖和侧壁肥厚、动脉瘤和血栓方面有着显著的优势。

钆对比剂延迟强化（LGE）是 CMR 检查的一大重点，是识别心肌纤维化最有效的方法，大约 65% 的 HCM 患者存在 LGE，多表现为肥厚心肌内局灶性或斑片状强化，以室间隔与右心室游离壁交界处局灶状强化最为典型。LGE 一般会出现在心肌的肥厚节段中，非肥厚节段中不常见，但是如果 HCM 的病程已经达到失代偿或心力衰竭等终末状态，LGE 也可以累及非肥厚节段。

9. 核素显像　主要用于提示心肌灌注情况和心肌组织的葡萄糖代谢活性，还可用于与 TTR 相关的 CA 的鉴别诊断。检查当日尽量床旁活动（避免放射污染）。

10. 睡眠呼吸监测　了解有无合并睡眠呼吸暂停综合征以及严重程度。

11. 心肺运动试验和 6min 步行试验　所有非梗阻 HCM 患者均需完善上述检查，梗阻性 HCM 或既往有明确晕厥的患者则需酌情考虑是否完善上述检查。

12. 心内膜心肌活检　怀疑代谢性疾病或其他系统性疾病引起心肌肥厚，或临床评估结果显示心肌炎症或浸润但无法通过其他检查确认时,心内膜心肌活检对于鉴别诊断和后续治疗有一定意义。

13. 冠脉造影、左心室造影和测压、右心导管检查 适用于:①拟行室间隔减容术的患者术前评估压力、冠脉情况及确定术式;②心尖肥厚延展或室内梗阻的患者明确病情;③怀疑合并冠心病的患者为明确冠脉病变;④拟心脏移植的患者术前评估。临床实践中需根据实际情况,依患者病情合理选择上述检查。

14. 基因检测 基因突变是 HCM 患者的主要病因,HCM 致病基因的外显率(携带致病基因患者最终发生 HCM 的比率)为 40%~100%。建立健全此类遗传性心肌病的遗传咨询和基因检测是各级医院的主要工作和目标之一。

(1)先证者基因筛查:推荐所有临床诊断为 HCM 的患者进行基因筛查。目前推荐的检测方法是定制的多基因深度靶向测序。经济上能承受者,可行全外显子或全基因组筛查,避免漏诊。高通量检测方法均有假阳性风险,需要对筛出的候选致病位点进行 Sanger 法一代测序验证,以便排除。

基因筛查应优先考虑编码肌小节致病基因。对于有特殊临床表现及综合征线索的患者,应同时考虑筛查相关综合征的致病基因。对于合并特殊并发症(如心律失常)的患者,还应考虑可能独立于 HCM 单独导致并发症的遗传学病因(如心脏离子通道病)。

对拟诊为运动性或高血压性心肌肥厚的患者,应充分评估临床表现和家系图谱后再决定是否进行基因检测。肌小节相关基因筛查阴性结果并不能排除 HCM。对诊断明确的已故 HCM 患者的组织或脱氧核糖核酸(DNA)样本进行致病基因检测,对其家属的患病风险评估具有重要价值。目前 HCM 的基因型和临床表型的关系尚缺乏有力数据支持,因此基因检测结果对 HCM 先证者临床危险分层、预后判断等的指导价值需认真评估。

(2)先证者亲属的基因筛查:应确定 HCM 患者直系亲属是否临床受累或者遗传受累。与先证者充分讨论 HCM 的详细病情、遗传风险、对生活与工作的影响、对后代的影响等有助于先证者与亲属沟通。

1)检测到明确致病突变的家庭:如果先证者筛查出明确的致病突变,其直系亲属无论是否具有临床表现,均推荐 Sanger 法一代测序检测此致病突变。同时对所有直系亲属(尤其是携带该突变的亲属)进行仔细的临床检查。未携带致病突变的亲属一般无须临床随访;遗传受累而临床尚未受累的家系成员,则需仔细进行临床评估,并长期随访。由于约 7% 的患者存在复合或多基因突变，因此如相关亲属的 HCM 临床表现与先证者有明显差异，则建议行多基因深度靶向测序。

2）未检测到明确致病突变的家庭：如果先证者尚未进行基因检测，或检测结果为阴性，或检测到尚未报道过的临床意义不确定的突变，其一级亲属应行详细的临床检查。由于存在外显延迟或年龄依赖的遗传外显性，亲属需定期临床复查。对于轻度心肌肥厚达不到诊断标准的年轻亲属，起初可以每隔 6~12 个月进行 1 次临床检查，如数次检查病情无进展，可延长复查时间。亲属主诉有相关症状时应重新进行临床评估。

四、诊断及鉴别诊断

超声心动图测量的室间隔或左心室壁厚度 ≥ 15mm，或者有明确家族史者厚度 ≥ 13mm，并排除心脏负荷增加如高血压、主动脉瓣狭窄和先天性主动脉瓣下隔膜等引起的左心室壁增厚即可诊断为 HCM。

（一）病因诊断

1. 肌小节蛋白编码基因突变导致的 HCM　约 60% 的 HCM 是由肌小节蛋白的编码基因突变所致。

2. 系统性疾病引起的 HCM（拟表型）

（1）糖原贮积病：①Danon 病，是一种罕见的 X 连锁显性遗传性溶酶体糖原贮积病，系编码 2 型溶酶体相关膜蛋白（LAMP2）的基因突变所致。主要表现为骨骼肌病、智力发育迟缓和心肌病变，基因检测有助于明确诊断。②单磷酸腺苷激活蛋白激酶 γ2 亚基编码基因突变（PRKAG2）心脏综合征，是一种罕见的常染色体显性遗传病，由 PRKAG2 突变所致。该缺陷导致心肌细胞内支链淀粉累积。临床表现为左心室肥厚、预激综合征和逐渐进展的传导系统疾病。基因检测有助于明确诊断。

（2）溶酶体贮积病：Anderson-Fabry 病主要病因为 GLA 基因突变导致溶酶体内 α-半乳糖苷酶 A（α-Gal A）缺乏，导致其降解底物-神经鞘脂类化合物在多种组织细胞的溶酶体内堆积，造成组织和器官病变。基因检测有助于明确诊断。

（3）弗里德赖希共济失调（Friedreich ataxia）：是一种常染色体隐性遗传病，为 X25 基因第一内含子（GAA）n 发生异常扩增或 X25 基因点突变所致。临床主要表现为进行性步态和肢体共济失调、腱反射消失、病理征阳性和骨骼异常。基因检测有助于明确诊断。

（4）线粒体疾病：原发线粒体疾病是核 DNA 或线粒体 DNA 突变所致，常见编码呼吸链蛋白复合物的基因突变，导致能量代谢障碍，出现多系统受累的症状，以对有氧代谢需求高的脑、骨骼肌及心肌表现为主。基因检测有助于明确诊断。

（5）畸形综合征：①努南综合征，是一种常染色体显性遗传病，多为蛋白酪氨酸磷酸酶非受体 11 型（PTPN11）基因错义突变所致。表现为身材矮小、智力发育障碍、性发育不良（隐睾）、先天性心血管异常、骨骼发育异常、出血倾向、淋巴管发育不良、复杂胸部畸形及独特的面部特征等。② LEOPARD 综合征，同样也是由 PTPN11 基因突变所致的常染色体显性遗传病。临床表现为雀斑、心电图异常、眼距宽、肺动脉狭窄、生殖器异常、生长迟缓和耳聋。③ Costello 综合征：主要表现为生长发育迟缓、身材矮小、特征性面容、皮肤和肌肉骨骼病变。基因检测有助于明确诊断。

（6）系统性淀粉样变：转甲状腺素蛋白形成淀粉样纤维沉积后会导致两种淀粉样变，一种是野生型基因产生的转甲状腺素蛋白形成的老年淀粉样变，多见于 70 岁以上男性；另外一种是基因突变导致转甲状腺素蛋白构象发生改变所致的转甲状腺素型淀粉样变，为常染色体显性遗传。基因检测有助于明确诊断。

（二）鉴别诊断

1. **强化运动引起的心肌肥厚**　当规律强化体能训练致左心室室壁轻度增厚（13~15mm）时与 HCM 鉴别存在一定困难。鉴别要点包括此类人群无 HCM 家族史、心肺运动功能较好，超声心动图常示左心室腔内径增大、室壁轻度均匀增厚（不出现极端不对称或心尖肥厚），通常不合并左心房增大、严重的左心室舒张功能异常和收缩速度降低，终止体能训练可减轻心肌肥厚。筛查 HCM 致病基因有助于两者的鉴别。

2. **高血压引起的心肌肥厚**　此类患者高血压病史较长，心肌肥厚通常呈对称性，肥厚心肌为均匀的低回声，室壁厚度一般 ≤ 15mm，失代偿期左心腔可增大。心电图示左心室高电压。经严格血压控制 6~12 个月后左心室心肌肥厚可减轻或消退。筛查 HCM 致病基因有助于鉴别诊断。

3. **主动脉瓣狭窄和先天性主动脉瓣下隔膜**　主动脉瓣狭窄心肌肥厚 70%~80% 为对称性轻度肥厚。超声心动图可明确病变特点、部位及血流动力学改变，即瓣叶数目异常、增厚、钙化，联合处融合及运动受限,左心室及室间隔呈对称性肥厚和主动脉根部狭窄后扩张。超声多普勒可确定狭窄严重程度(常为中、重度以上),而 HCM 患者一般无严重主动脉瓣病变。先天性主动脉瓣下隔膜临床表现与主动脉瓣狭窄类似,需要与 HCM 鉴别。超声心动图可见主要为对称性肥厚,瓣下隔膜常需仔细观察。CMR 检查清晰可见隔膜。

4. 冠心病合并心肌肥厚 冠心病患者年龄多在 40 岁以上,有高血压、高脂血症等相关危险因素,发展到一定阶段可并发左心室或室间隔肥厚和左心室舒张功能受损。但冠心病患者 R 波电压一般不高,超声心动图通常不出现明显的非对称性左心室肥厚、左心室流出道梗阻和 SAM 征。冠状动脉造影及基因检测可协助诊断。

5. 内分泌异常导致的心肌肥厚 ①肢端肥大症,由于生长激素分泌过多,会导致向心性或离心性左心室肥厚,离心性肥厚较为少见。②过度分泌肾上腺髓质激素的疾病(如嗜铬细胞瘤),也会导致心肌肥厚。③糖尿病母亲分娩的婴儿中也会出现左心室肥厚。治疗相关疾病可缓慢逆转左心室肥厚。

6. 药物导致的心肌肥厚 长期使用某些药物,包括促代谢合成的类固醇、他克莫司和羟氯喹,可导致左心室肥厚,但室壁厚度很少 >15mm。儿童移植者应用他克莫司过程中可引发左心室肥厚甚至流出道梗阻,停用该药后左心室肥厚可逆转。而使用羟氯喹的患者主要表现为左心室扩大、室壁肥厚伴收缩功能减退。

五、心脏性猝死危险分层

心脏性猝死(SCD)是 HCM 的重要死亡原因之一,对 SCD 的风险评估是临床管理中不可或缺的一部分。表 12-1 中展示了目前临床上预测 SCD 危险的指标。上述指标中,前 5 项是预测 SCD 的高危因素,其他因素对预测 SCD 也有帮助,危险因素越多,SCD 风险越高。

表 12-1 SCD 危险因素

危险因素	备注
早发猝死家族史	家族一级直系亲属中有 40 岁以前猝死病史,或确诊 HCM 患者的一级亲属发生了 SCD
NSVT	动态心电图监测的 HCM 患者约 20% 发生 NSVT,是 SCD 的独立危险因素
左心室重度肥厚	左心室壁最大厚度≥ 30mm 是青少年 SCD 的独立危险因素

危险因素	备注
不明原因的晕厥	出现晕厥的患者半年内 SCD 风险是无晕厥患者的 5 倍,尤其是对于年轻人预测价值更大
运动血压反应异常	约 20% 的 HCM 患者有运动低血压反应,即从静息到最大运动量血压升高 ≤ 20mmHg 或从最大运动量到静息血压降低 ≤ 20mmHg。40 岁以下的 HCM 患者出现运动血压反应异常则 SCD 的危险增加
年龄	发病年龄越小,SCD 危险越大,尤其是合并 NSVT、不明原因的晕厥或严重左心室肥厚的患者
左心室流出道梗阻严重	有研究报道 LVOTG ≥ 30mmHg 是 SCD 的独立危险因素,但认识尚不统一
左心房内径增大	左心房内径增大也可能增加 SCD 风险,且左心房内径增大增加了心房颤动的发生率,心房颤动进一步增加患者不良事件的风险
同时携带多个基因突变	若同一患者携带 2 个或以上的突变,无论突变来自同一基因还是不同基因,均可能导致更为严重的临床表型,甚至 SCD 风险增加
LGE	LGE 与死亡甚至 SCD 风险呈正相关,LGE 程度或范围(≥ 15%)与 SCD 风险的关联性可能强于 LGE 阳性本身
其他	有研究观察到心肺运动试验中 LVEF 下降、心率反应异常、峰值摄氧量(VO$_2$peak)下降的患者预后更差。也有研究发现心电图碎裂 QRS、血浆大内皮素、血尿酸水平、血高敏 C 反应蛋白、性别等指标与患者不良事件有关,但与 SCD 的关系有待进一步明确

2014 年的 ESC 指南给出了 HCM 患者 5 年 SCD 风险的预测模型(HCM Risk-SCD)。5 年 SCD 风险 $=1-0.998^{exp(预后指数)}$,预后指数 =[0.159 398 58× 最大室壁厚度(mm)]–[0.002 942 71× 最大室壁厚度 ^{2}(mm^2)]+[0.025 908 2× 左心房内径(mm)]+[0.004 461 31× 最大(静息 /Valsalva 动作)LVOTG(mmHg)]+[0.458 308 2×SCD 家族史]+(0.826 391 95×NSVT)+(0.716 503 61× 不明原因的晕厥)–[0.017 999 34× 临床评估年龄(岁)]。SCD 家族史、NSVT、不明原因的晕厥为非连续变量,有计为

1、无计为 0，其他指标为连续变量。其中，5 年 SCD 风险 ≥ 6% 为高危、<4% 为低危、4%~6% 为中危。

对患者进行 SCD 的危险分层是为了判断患者是否需要进行 ICD 的植入。根据 HCM risk-SCD 模型，高危患者建议植入 ICD，低危患者不建议植入 ICD，中危患者视情况而定。

2019 年一项研究提出了一项新的 SCD 风险评估策略，即患者若存在下述情况任意一项危险因素则为 SCD 高危人群：①猝死家族史；②左心室室壁最大厚度 ≥ 30mm；③不明原因的晕厥（近 5 年内）；④动态心电图检查发现有 NSVT；⑤左心室广泛 LGE；⑥ LVEF<50%；⑦左心室心尖部室壁瘤。中国医学科学院阜外医院一项纳入 1 369 例 HCM 患者的研究显示这一风险评估策略在中国 HCM 患者中的预测效能优于既往指南推荐的 SCD 危险分层方法。

对未行 ICD 植入的患者，建议定期（每 12~24 个月 1 次）进行 SCD 危险分层评估。不推荐对 HCM 患者常规应用有创电生理检查作为 SCD 危险分层的手段。

六、治　疗

（一）治疗原则

药物治疗的原则是改善心功能，减轻症状，防止疾病进展。对于有症状的梗阻患者，可以通过药物、手术、酒精消融或起搏来改善病情。对有症状的非梗阻患者的治疗主要集中在心律失常的管理、降低左心室充盈压力和胸痛的治疗上。药物治疗无效的进行性左心室收缩或舒张功能衰竭的患者可以考虑心脏移植。

（二）一般治疗

HCM 患者不适合参加剧烈的竞技运动，尽量避免劳累、情绪激动和突然用力，与年龄、性别、种族、是否存在左心室流出道梗阻、是否有经皮室间隔心肌消融术或者室间隔心肌切除术治疗史、是否植入 ICD 无关。同时要预防患者发生猝死和卒中等。

（三）左心室流出道梗阻的药物治疗

1. β 受体阻滞剂　β 受体阻滞剂是 HCM 药物治疗的基石。对于静息时或刺激后出现左心室流出道梗阻的患者，推荐一线治疗方案为给予无血管扩张作用的 β 受体阻滞剂（剂量可增至最大耐受剂量），以降低收缩力、减少心肌氧耗、改善心室顺应性，可选用美托洛尔、比索洛尔、阿替洛尔。对于静息或刺激后出现左心室流出道梗阻的无症状患者，可考虑采用 β 受体阻滞剂，以改善梗阻。

2. 钙通道阻滞剂（CCB）　CCB 可用于静息时或刺激后出现左心室流出道阻滞但无法耐受 β 受体阻滞剂或有禁忌证的患者。首选推荐给予维拉帕米以改善症状（小剂量多次开始，剂量可加至最大耐受剂量），但对 LVOTG 严重升高（≥ 100mmHg）、严重心力衰竭或窦性心动过缓的患者，维拉帕米应慎用。对于 β 受体阻滞剂和维拉帕米不耐受或有禁忌证的有症状左心室流出道梗阻患者，应考虑给予地尔硫䓬以改善症状（剂量可加至最大耐受剂量）。

3. 丙吡胺　除 β 受体阻滞剂外（或合并维拉帕米），丙吡胺可以改善静息或刺激后出现左心室流出道梗阻患者的症状（剂量可加至最大耐受剂量）。可考虑给予丙吡胺作为单一疗法，改善静息或刺激后出现左心室流出道梗阻患者的症状。丙吡胺可增加心房颤动患者心室率，应用时需注意。

4. 血管收缩剂　治疗急性低血压时对液体输入无反应的梗阻性 HCM 患者，推荐静脉用去氧肾上腺素（或其他单纯血管收缩剂）。

5. 利尿剂　对于有症状的左心室流出道梗阻患者，可考虑谨慎采用低剂量袢利尿剂或噻嗪类利尿剂改善劳力性呼吸困难。

6. 不予推荐的药物　①对梗阻性 HCM 患者，采用多巴胺、多巴酚丁胺、去甲肾上腺素和其他静脉应用的正性肌力药治疗急性低血压可能有害。②静息时或刺激后左心室流出道梗阻的患者应避免使用地高辛。③对有静息或可激发左心室流出道梗阻的 HCM 患者，采用硝苯地平或其他二氢吡啶类 CCB 对症（心绞痛或呼吸困难）治疗有潜在的危险。④对有全身低血压或严重静息呼吸困难的梗阻性 HCM 患者，维拉帕米有潜在危险。⑤静息时或刺激后左心室流出道梗阻的患者应避免使用动静脉扩张剂，包括硝酸盐类药物和磷酸二酯酶抑制剂。

（四）经皮室间隔心肌消融术

经皮室间隔心肌消融术的相关经验和长期安全性随访资料均有限，需要由有条件的医院及经验丰富的医生进行。

1. 临床适应证　①适合于经过严格药物治疗 3 个月、基础心率控制在 60 次 /min 左右、静息或轻度活动后仍出现临床症状，既往药物治疗效果不佳或有严重不良反应、纽约心脏协会（NYHA）心功能Ⅲ级及以上或加拿大胸痛分级Ⅲ级的患者。②尽管症状不严重，NYHA 心功能未达到Ⅲ级，但 LVOTG 高及有其他猝死的高危因素，或有运动诱发的晕厥的患者。③外科室间隔切除或植入带模式调节功能的双腔（DDD）起搏器失败。④有增加外科手术危险的合并症的患者。

2. 有症状患者血流动力学适应证　经胸超声心动图和多普勒检查，静息状态下 LVOTG ≥ 50mmHg，或激发后 LVOTG ≥ 70mmHg。

3. 形态学适应证　①超声心动图示室间隔肥厚，梗阻位于室间隔基底段，并合并与 SAM 征有关的左心室流出道及左心室中部压差，排除乳头肌受累和二尖瓣叶过长。②冠状动脉造影有合适的间隔支，间隔支解剖形态适合介入操作，心肌声学造影可明确拟消融的间隔支为梗阻心肌提供血供，即消融靶血管。③室间隔厚度 ≥ 15mm。

4. 禁忌证　①非梗阻性 HCM。②合并必须行心脏外科手术的疾病，如严重二尖瓣病变、冠状动脉多支病变等。③无或仅有轻微临床症状，无其他高危因素，即使 LVOTG 高亦不建议行经皮室间隔心肌消融术。④不能确定靶间隔支或球囊在间隔支不能固定。⑤室间隔厚度 ≥ 30mm，呈弥漫性显著增大。⑥终末期心力衰竭。⑦年龄虽无限制，但原则上年幼患者禁忌，高龄患者应慎重。⑧已经存在左束支传导阻滞。

（五）外科室间隔心肌切除术

目前临床应用较多的改良扩大 Morrow 手术，手术最好由经验丰富的外科医师实施，在三级医疗中心开展。

考虑外科手术应同时满足以下 2 个条件：①药物治疗效果不佳，经最大耐受剂量药物治疗仍存在呼吸困难或胸痛（NYHA 心功能Ⅲ或Ⅳ级）或其他症状（如晕厥、先兆晕厥）。②静息或运动激发后，由室间隔肥厚和二尖瓣收缩期前移所致的 LVOTG ≥ 50mmHg。

对于部分症状较轻（NYHA 心功能Ⅱ级），LVOTG ≥ 50mmHg，但出现中重度二尖瓣关闭不全、心房颤动或左心房明显增大等情况的患者，也应考虑外科手术治疗，以预防不可逆的合并症。

（六）植入永久起搏器

永久起搏器植入在于通过右心房 - 右心室顺序起搏，缩短房室间期；同时右心室心尖部起搏改变了心脏除极顺序，使室间隔基底段除极延迟，使得左心室整体收缩性降低，LVOTG 降低，达到改善症状和提高运动耐量目的。

对于部分静息或刺激时 LVOTG ≥ 50mmHg、窦性心律且药物治疗无效的患者，若合并经皮室间隔心肌消融术或外科室间隔切除术禁忌证，或术后发生心脏传导阻滞风险较高，应考虑房室顺序起搏并优化 AV 间期，以降低 LVOTG，并改善 β 受体阻滞剂和 / 或维拉帕米的疗效。另外当存在房性心律失常药物控制心室率不满意时,可考虑行房室结消融加永久起搏器植入治疗。

在高危患者中,尤其是有持续性、单形性室性心动过速的大多数患者,或有猝死危险者应植入 ICD,可有效预防猝死。

(七)左心室中部梗阻和心尖部室壁瘤的患者

左心室中部梗阻患者进行性心力衰竭和 SCD 的风险增加。约25% 患者合并左心室心尖部室壁瘤。左心室心尖部室壁瘤很少需要治疗,少数患者出现与邻近心尖瘢痕相关的单形性室性心动过速,合并附壁血栓的患者应该考虑口服抗凝治疗。在没有其他临床特征表明 SCD 风险增加的情况下,不建议预防性 ICD 植入。

(八)合并症的治疗

1. 合并心力衰竭的治疗

(1)NYHA 心功能Ⅱ~Ⅳ级且 LVEF ≥ 50%,静息和刺激时均无左心室流出道梗阻的患者:首选 β 受体阻滞剂、维拉帕米或地尔硫革、低剂量利尿剂。

(2)NYHA 心功能Ⅱ~Ⅳ级且 LVEF<50%,静息和刺激时均无心室流出道梗阻的患者:首选 β 受体阻滞剂、血管紧张素转换酶抑制剂(ACEI)/醛固酮拮抗剂(ARB)、小剂量祥利尿剂和盐皮质激素受体拮抗剂(如螺内酯)。伴持续性快速性心房颤动患者,可考虑应用小剂量地高辛控制心室率。

2. 合并胸痛的治疗 出现心绞痛样胸痛且无左心室流出道梗阻的患者:首选 β 受体阻滞剂和 CCB 治疗。

3. 合并心房颤动的治疗

(1)抗凝药:对于所有伴发持续性、永久性或阵发性心房颤动的HCM 患者,在无禁忌证的前提下,均建议口服抗凝药如维生素 K 拮抗剂(华法林),将国际标准化比值(INR)控制在 2.0~3.0,预防血栓栓塞,无须 CHA₂DS₂-VASc 评分系统评估患者卒中风险。如心房颤动患者服用剂量调整后的维生素 K 拮抗剂疗效欠佳或不良反应过大,或不能监测 INR,建议采用新型口服抗凝药如直接凝血酶抑制剂或 Xa 因子抑制剂进行治疗。除非心房颤动病因可逆转,否则在恢复窦性心律前建议终生接受口服抗凝药治疗。

(2)抗血小板药:如患者拒绝口服抗凝药治疗,可考虑每日口服阿司匹林 75~100mg 联合 75mg 氯吡格雷(出血风险较低)进行抗血小板治疗。进行抗凝或抗血小板药物治疗前,应考虑利用 HAS-BLED 评分评估出血风险。

（3）复律：近期心房颤动发作的患者，应考虑通过电复律或应用胺碘酮以恢复窦性节律。

（4）控制心室率：复律后，应考虑采用胺碘酮治疗，以控制并维持窦性心律。

（5）介入治疗：对于新发或心室率控制不达标的心房颤动患者，在进行介入治疗前，应考虑先恢复窦性节律或控制心室率于适当水平。如果房室结消融术后，LVEF ≥ 50%，阵发性心房颤动患者建议植入 DDD 起搏器，持续性或永久性心房颤动患者建议植入单腔（VVIR）起搏器；如果抗心律失常药物无效或不能服用，在未出现严重左心房扩张的情况下，可考虑导管消融术治疗。

4. 终末期 HCM 的治疗　左心室扩大和收缩功能不全是终末期 HCM 最常见的临床表现。终末期心脏病，尤其是 NYHA 心功能Ⅲ或Ⅳ级，对常规治疗均无反应的患者，可考虑心脏移植治疗。

5. 关于妊娠期药物治疗的建议　对无症状或症状已被 β 受体阻滞剂控制的 HCM 女性患者，妊娠期间在产科医生的指导下应用 β 受体阻滞剂，但需要加强监测，以及时发现胎儿心动过缓或其他并发症。

（九）遗传咨询和遗传阻断

推荐所有 HCM 患者进行遗传咨询。推荐所有临床诊断为 HCM 的患者及其一级亲属进行基因筛查进行基因筛查。携带明确致病基因突变的患者，若有意愿并在符合伦理、身体条件允许的前提下，可以通过选择性生育获得不携带该致病基因突变的后代。

七、预　后

致死性心律失常引起的 SCD 是影响 HCM 预后的重要因素，常见于 10~35 岁的年轻患者。SCD 的危险性随年龄增长而逐渐下降，但不会消失。其余死亡原因，如心力衰竭死亡则多发生于中年患者，HCM 相关的心房颤动导致的卒中则以老年患者多见。

从病因学角度比较，拟表型的患者预后普遍差于 HCM 患者。另外还有一些研究认为，某些肌小节特定突变也可能造成不良的预后。儿童或青年时期确诊的 HCM 患者较成人时期确诊的症状更多、预后更差。

从分型角度比较，肥厚仅累及心尖部的患者可能预后更佳。而还有 3% 的 HCM 患者表现为左心室中部梗阻，特定的这些患者可能无左心室流出道梗阻及 SAM 征象。有研究认为这类左心室中部梗阻的患者的临床表现及预后与梗阻性 HCM 相同，甚至更差（图 12-1）。

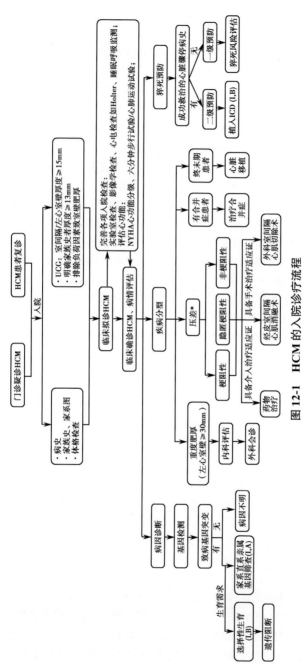

图 12-1 HCM 的入院诊疗流程

（张 煜 刘 婕 孙筱璐）

第 13 章

扩张型心肌病

一、概　　念

扩张型心肌病（DCM）是一种异质性心肌病，以心室扩大和心肌收缩功能降低为特征，诊断时除外高血压、心脏瓣膜病、先天性心脏病或缺血性心脏病等。主要临床表现为心脏逐渐扩大、心室收缩功能降低、心力衰竭、室性和室上性心律失常、传导系统异常、血栓栓塞和猝死，是造成心力衰竭和心脏移植的最主要原因。

二、分　　类

伴随着分子遗传学的发展，2018 年《中国扩张型心肌病诊断和治疗指南》将 DCM 分为原发性和继发性，原发性包括家族性 DCM、特发性 DCM、获得性 DCM（如免疫性 DCM、酒精性心肌病、围生期心肌病、心动过速性心肌病等）；继发性 DCM 指全身性系统性疾病累及心肌，心肌病变仅是系统性疾病的一部分（图 13-1）。

本章主要阐述经典意义上的原发性 DCM，获得性及继发性心肌病详见后续章节。

三、临　床　表　现

1. **病史采集**　是否有缺血性心肌病的危险因素，是否有高血压，是否有长期心律失常（心动过速）病史，是否有先天性心脏疾病，是否有心脏瓣膜病，是否长期大量饮酒，发病年龄及状态（是否妊娠期前后），是否有心肌炎病史，是否来自特殊地区，是否接触毒物、特殊药物、化疗病史，是否有自身免疫疾病或内分泌代谢疾病，是否有心脏外全身其他系统的临床表现。注意家族史采集，是否有心力衰竭、心律失常、晕厥、猝死家族史。有家族史者完整画出家系图。

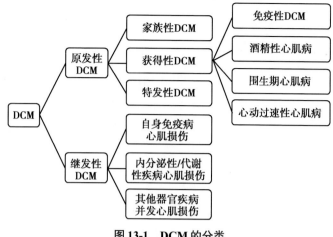

图13-1 DCM 的分类

2. 症状

（1）无症状期：无明显临床症状，心脏轻度扩大，射血分数正常或轻度减低。

（2）症状期：疲劳乏力、气短、心悸等。

（3）心力衰竭期：出现劳力性呼吸困难，可出现夜间阵发性呼吸困难，急性加重可出现急性左心衰竭或全心力衰竭的表现：不能平卧、端坐呼吸、呼吸急促、大汗、咳白痰或粉红色泡沫痰，食欲差、腹胀、恶心、呕吐、下肢等下垂部位的可凹性水肿。

（4）心律失常的表现：心悸、头晕、黑矇、晕厥、猝死。

（5）血栓栓塞的表现：左心室附壁血栓、心房颤动形成左心房血栓脱落均可引起体循环栓塞，如脑栓塞、肾动脉栓塞、肠系膜上动脉栓塞、肢体栓塞、心肌梗死；重症患者因卧床而下肢活动少，可形成深静脉血栓（DVT），脱落可致肺动脉栓塞。

3. 体征 心浊音界向左下扩大、心尖搏动可向左下移位、可有抬举性搏动。听诊可及心律不齐，心音较弱，心尖部可闻及收缩期吹风样杂音，在心律齐且心率较快时可闻及舒张期奔马律，合并心房颤动时出现心律绝对不齐、心音强弱不等和脉搏短绌等体征。发生急性左心衰竭时可出现：呼吸急促、端坐位、肺部湿性啰音和 / 或哮鸣音、心尖舒张期奔马律。全心力衰竭时出现：颈静脉充盈、怒张、肝大压痛、下肢水肿，可有胸腔积液、腹水等体征，严重者可出现心源性休克的表现。合并低氧血症时出现口唇发绀，合并胆红素血症时出现黄疸，合并栓塞时出现相应的体征等。

四、辅 助 检 查

1. 心电图、动态心电图　DCM 可见多种心电异常（各类期前收缩、心房颤动、传导阻滞、室性心动过速等），此外还有 ST-T 改变、低电压、R 波递增不良等，多为心肌广泛纤维化所致，但需与心肌梗死相鉴别。动态心电图监测可用于评估常规心律和心率，以及心律失常的频率和复杂性，从而有助于明确诊断，为药物和消融等侵入性治疗的适应证提供依据。

2. 超声心动图　DCM 主要表现为心腔扩张、室壁运动变化、心室功能减低、瓣膜功能变化以及心腔内血栓等。①心脏扩大：早期左心室扩大，后期各心腔均有扩大，常合并有二尖瓣或三尖瓣反流、肺动脉高压。②左心室壁运动减弱：左心室壁运动减弱、室壁相对变薄。③左心室收缩功能减低：左心室扩大伴 LVEF<45% 是原发性 DCM 的诊断标准。在左心室收缩功能减低的同时，舒张功能也有受损。超声评价心肌病患者左心室舒张功能需综合多个指标，包括 E/A、平均 E/e'、三尖瓣反流峰值流速和左心房容积指数等。④附壁血栓多发生于左心室心尖部。

3. X 线胸片　心脏向左侧或双侧扩大，心胸比 >0.5，常有肺淤血、肺水肿、肺动脉高压、胸腔积液的表现。

4. CMR　CMR 平扫及延迟增强成像（LGE）技术不仅可以准确检测 DCM 心肌功能，而且能清晰识别心肌结构、心肌纤维化瘢痕、心肌活性等，是诊断和鉴别诊断的重要手段，左心室增大、室壁变薄和左心功能不全，以及室间隔肌壁间强化是 DCM 最常见的CMR 征象。CMR 对于 DCM 的风险评估和预后具有重要判断价值。研究显示 LGE 存在与否以及强化程度与全因死亡率、心血管病死率、心力衰竭、猝死密切相关，也是心脏移植适应证最重要的参照指标。

5. 核素显像　DCM 可造成心功能异常和心腔扩大，在 DCM的心力衰竭进展过程中，可引起左心室射血分数（LVEF）降低，左心室舒张末期容积（LVEDV）、左心室收缩末期容积（LVESV）增加和室壁运动的异常。进行门控心肌灌注 SPECT 显像或门控心肌代谢PET 显像后，原始数据经过重建，利用 QGS 软件可以计算左心功能参数例如 LVEF、LVEDV、LVESV 和室壁运动情况。DCM 中的心肌缺血容易和冠心病心肌缺血相混淆；两者心肌灌注显像均可见心腔扩大，心肌壁变薄，但 DCM 显像剂分布异常为普遍性稀疏、缺损，而缺血性心肌病心肌灌注显像的异常与冠脉血管分布的节段一致。

6. 心内膜心肌活检　DCM 主要病变为心肌纤维化。心肌活检有助于病因及鉴别诊断。

7. 基因检测　建议所有患者（尤其是有家族史者）及其一级亲属进行基因检测。

五、诊断及鉴别诊断

1. 诊断　DCM 的临床诊断标准为具有心室扩大和心肌收缩功能降低的客观证据：①左心室舒张末内径（LVEDD）>5.0cm（女性）或 >5.5cm（男性）（或大于年龄和体表面积的预测值的 117%，即预测值的 2SD+5%）；② LVEF<45%（Simpson 法）；③发病时除外高血压、心脏瓣膜病、先天性心脏病或缺血性心脏病。

病因诊断中，若诊断家族性 DCM，需在符合临床 DCM 诊断标准前提下，具备下列家族史之一者即可诊断：①一个家系中（包括先证者在内）有 ≥ 2 例 DCM 患者；②在 DCM 患者的一级亲属中有尸检证实为 DCM，或不明原因的 50 岁以下猝死者。基因诊断为此提供证据。

2. 鉴别诊断

（1）冠心病：中年以上患者，若有心脏扩大、心律失常或心力衰竭而无其他原因者须考虑冠心病和心肌病。存在高血压、高血脂或糖尿病等冠心病易患因素，室壁活动呈节段性异常者有利于诊断冠心病。心肌活动普遍减弱则有利于诊断 DCM。由冠状动脉病变引起心肌长期广泛缺血而纤维化，发展为心功能不全时称为缺血性心肌病。若过去无心绞痛或心肌梗死，则与 DCM 难以区别，且 DCM 亦可有病理性 Q 波及心绞痛，此时鉴别需靠冠状动脉造影。

（2）风湿性心脏病：DCM 亦可有二尖瓣或三尖瓣区收缩期杂音，听诊类似风湿性心脏病，但一般不伴舒张期杂音，且在心力衰竭时较响，心力衰竭控制后减轻或消失，风湿性心脏病则与此相反。DCM 常有多心腔同时扩大，而风湿性心脏病以左心房、左心室或右心室为主。超声心动图检查有助于鉴别诊断。

（3）左心室致密化不全：是一种较少见的先天性疾病，有家族发病倾向，特征包括左心室扩大，收缩舒张功能减退，左心腔内有丰富的肌小梁和深陷其中的隐窝,交织成网状,其间有血流通过。伴或不伴右心室受累。病理检查发现从心底到心尖致密心肌逐渐变薄,心尖最薄处几乎无致密心肌组织。受累的心室腔内显示多发、异常粗大的肌小梁和交错深陷的隐窝,可达外 1/3 心肌。病理切片发现病变部位心内膜为增厚的纤维组织,其间有炎症细胞,内层非致密心肌肌束粗大紊乱,细胞核异形,外层致密心肌肌束及细胞核形态基本正常。DCM 的左心室腔内没有丰富的肌小梁和交织成网状的隐窝,超声心动图及 CMR 检查有助于诊断。

(4)心肌炎:急性心肌炎常发生于病毒感染的当时或不久以后,区别不十分困难。慢性心肌炎若确有急性心肌炎史则与 DCM 难以区分,实际上不少 DCM 是从心肌炎发展而来,即心肌炎后心肌病,也可称慢性心肌炎。

(5)HCM 扩张期:部分 HCM 患者逐渐发生心腔扩大、室壁变薄及 LVEF 降低,出现类似 DCM 样改变,是 HCM 的终末期改变,称为 HCM 的扩张期。一旦从 HCM 进展到扩张期 HCM(dilated-phase hypertrophic cardiomyopathy,DPHCM)则较 DCM 更为严重,病死率明显增加,多数 DPHCM 患者需进行心脏移植。

(6)酒精性心肌病:好发于 30~50 岁长期大量饮酒的男性患者,戒酒是治疗的关键,早期戒酒及标准化心力衰竭治疗可以改善或逆转大多数患者的心脏结构和功能。此点可与 DCM 鉴别。

(7)围生期心肌病:是一种发生于妊娠晚期或产后数个月的特发性心肌疾病。其心脏变化和临床表现类似于 DCM,须排除其他任何可以引起心脏变化的因素。早期诊治有助于患者心脏结构和功能的逆转及恢复。发病呈全球分布,发病机制复杂,可能与病毒感染、炎症、自身免疫、凋亡、内皮功能损伤、氧化应激、基因变异等有关,人种、高龄、经产、多胎生产、高血压、先兆子痫等因素参与了疾病的发生。

(8)药物中毒性心肌病:是指接受某些药物或毒品引起的心肌损害。临床表现类似 DCM,主要诊断标准:服药前无心脏病证据,服药后出现心律失常、心脏增大和心功能不全的征象,且不能用其他心脏病解释者可诊断为药物性中毒性心肌病,由于肿瘤患病率的增加,与肿瘤化疗相关的心肌病值得关注(如蒽环类化疗药)。

(9)心动过速性心肌病:指长期持续性或反复发作的快速性心律失常导致的类似 DCM 的心肌疾病,以心房颤动伴快速心室率最为常见，如心动过速被尽快控制，心脏的形态和功能可以逆转，甚至完全恢复正常。大多数心动过速性心肌病患者在心室率被控制后预后良好，且在心室率控制的第 1 个月其心脏结构和功能恢复最为明显，有些患者在半年内可以完全恢复正常。

（10）地方性心肌病（克山病）：是一种病因未明的心肌病，最早发现于我国黑龙江省克山县。其发病机制可能与地球化学因素（低硒、低钙和蛋白质不足）和生物因素（病毒感染、真菌中毒）有关。克山病的分布呈明显的地区性，处于中国北纬 21°~53°、东经 89°~135° 之间由东北到西南的一条宽阔的低硒地带。诊断原则：在克山病病区连续生活 ≥ 6 个月，具有克山病发病的时间、人群特点，主要临床表现为心肌病或心功能不全，或心肌组织具有克山病的病理解剖改变，排除其他心脏疾病，尤其是其他类型心肌疾病。

六、治　　疗

1. 一般治疗　休息，避免剧烈运动、情绪波动等诱发心力衰竭，限盐限水，控制体重，避免水钠潴留及感染。

2. 药物治疗

（1）急性失代偿期：对合并低血压和休克的患者，首先要保持血压，使收缩压不低于 90mmHg，可以应用多巴胺、多巴酚丁胺、肾上腺素等有升压和正性肌力作用的药物。在保持血压不低的基础上，给予吸氧、加压吸氧、正压通气，应用利尿剂、血管扩张剂、吗啡等，并注意纠正电解质紊乱和酸碱平衡失调。

（2）慢性稳定期：DCM 的常见药物治疗基本等同心力衰竭治疗。主要药物有 β 受体阻滞剂、ACEI/ARB、血管紧张素受体 - 脑啡肽酶抑制剂（ARNI）、醛固酮拮抗剂、袢利尿剂、地高辛、补钾药、伊伐布雷定等，用法和剂量同常规收缩性心力衰竭治疗。对于 NYHA 心功能 II~III 级的患者，若能耐受 ACEI/ARB，推荐用 ARNI 替代 ACEI/ARB，以进一步降低心力衰竭的患病率及死亡率。LVEF ≤ 35% 的窦性心律患者，已使用 ACEI/ARB、β 受体阻滞剂、醛固酮受体拮抗剂，β 受体阻滞剂已达到目标剂量或最大耐受剂量，心率仍 ≥ 70 次 /min 的患者推荐加用伊伐布雷定。

（3）抗栓治疗：栓塞是本病常见的并发症，对于 DVT，心房、心室已经有血栓形成和已经发生血栓栓塞并发症的患者必须接受抗凝治疗。对于合并心房颤动的患者 CHADS-VASc 评分≥2 分者,应考虑接受口服抗凝治疗,可使用华法林或新型抗凝药,预防血栓形成及栓塞。单纯 DCM 患者如无其他适应证,不建议常规应用华法林和阿司匹林。

(4)抗心律失常药物治疗:室性心律失常和猝死是 DCM 的常见临床表现。预防猝死主要是控制诱发室性心律失常的可逆性因素,纠正心力衰竭,降低室壁张力,纠正低钾低镁,改善神经激素功能紊乱,避免药物的不良反应。

3. 心脏再同步治疗(CRT) 对于存在左、右心室显著不同步的心力衰竭患者,CRT 可恢复正常的左、右心室及心室内的同步激动,减轻二尖瓣反流,增加心排血量,改善心功能。适应证:在药物优化治疗至少 3 个月后 LVEF 仍≤35%,窦性心律,QRS 波时限≥130ms,左束支阻滞(LBBB)。

4. 植入 ICD 预防 SCD 适应证

(1)二级预防:慢性心力衰竭伴低 LVEF,曾有心脏停搏、心室颤动或伴血流动力学不稳定的室性心动过速(室速)。

(2)一级预防:优化药物治疗至少 3 个月,预期生存期 >1 年,LVEF≤35%,NYHA 心功能Ⅱ或Ⅲ级。

5. 超滤治疗(CRRT) 床边超滤技术可以充分减轻 DCM 失代偿性心力衰竭患者的容量负荷,缓解心力衰竭的发生发展,特别是对利尿剂抵抗或顽固性充血性心力衰竭患者,疗效更为显著。

6. 体外膜肺氧合(ECMO)和左心室辅助装置 在心源性休克药物效果不佳时,若判断有心脏移植的机会,则可行 ECMO、左心室辅助装置等机械支持治疗。DCM 心力衰竭晚期在等待心脏移植时可过渡使用左心室辅助装置。

7. 心脏移植 终末期心力衰竭。

8. 遗传咨询与阻断 推荐家族性 DCM 患者进行遗传咨询。携带明确致病基因突变的患者,若有意愿并在符合伦理的前提下,可以通过选择性生育获得不携带该致病基因突变的后代(图 13-2)。

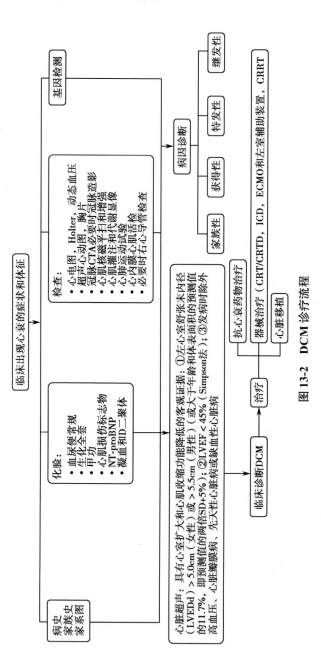

图 13-2   DCM 诊疗流程

（戴　薇）

第 14 章
致心律失常型心肌病

一、概　论

1. 定义　致心律失常型心肌病（arrhythmogenic cardiomyopathy，ACM）是指不能用缺血性、瓣膜性或高血压心脏病解释的一类导致心律失常的遗传性心肌疾病。ACM 以室性心律失常和高风险 SCD 为临床特征、以局限性或弥漫性心室心肌细胞丢失并被纤维脂肪组织替代为病理特征（图 14-1）。

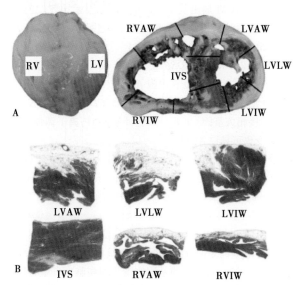

图 14-1　ACM 患者心脏大体病理和全层心脏组织马松染色
A. ACM 患者心脏大体病理；B. 马松染色，分别取左心室前壁、左心室侧壁、左心室后壁、室间隔、右心室前壁和右心室后壁的全层心脏组织。

2. 历史演变　与 ACM 相关的详细临床报道源于 20 世纪 80 年代，24 例平均年龄 39 岁的患者临床表现为室性心动过速、室上性心律失常和右心衰竭，其心脏组织病理显示右心室心肌被脂肪和纤维组织广泛替代。随后在一项纳入了 60 例 35 岁以下猝死者的前瞻性临床病理研究中发现，12 名研究对象的右心室组织中出现了相似的病理表现。当时认为右心室的这种特征性病理表现是由先天性心肌发育不良导致的，故称为右心室发育不良。对患者的基因型 - 表型分析发现这是一种由基因突变导致的右心室结构改变的心肌疾病，又由于此类患者常表现为心律失常，故又称致心律失常型右心室心肌病（ARVC）。但之后有研究证实，类似的病理改变也可发生于左心室或出现于双心室，并导致左心室 / 双心室功能障碍和心律失常事件，为了涵盖更多的表型，这类疾病逐渐称为 ACM。

3. 流行病学　多个队列研究显示，ACM 在人群中的患病率为 1/5 000~1/1 000，这可能与具体的研究人群有关。临床症状常于 30~40 岁才开始出现，心律失常事件常出现于心脏结构改变之前。

4. 病因　ACM 病因复杂，主要由遗传因素导致，导致 ACM 的遗传因素主要涉及桥粒相关基因突变，包括 *JUP*、*DSP*、*PKP2*、*DSC2* 和 *DSG2*。约一半的 ACM 患者伴有桥粒基因突变，且在成人和小儿中分别以 *PKP2* 和 *DSP* 突变为主，中国医学科学院阜外医院研究显示 *DSG2* 纯合突变在中国 ACM 患者中占 8.47% 且完全外显。近年研究显示，黏着连接相关基因（如 *CDH2* 和 *CTNNA3*）及一些非细胞连接相关基因（主要与细胞骨架、钠钙离子调控及信号通路有关）突变也可导致 ACM。

5. 分类　根据临床表型，ACM 可分为 ARVC（经典类型）、致心律失常性左心室心肌病（arrhythmogenic left ventricular cardiomyopathy，ALVC）、致心律失常性双心室心肌病（包括右心室为主型、左心室为主型和左右心室均衡型）。中国医学科学院阜外医院于 2019 年提出了 ACM 的病理分型，根据纤维脂肪组织在 ACM 患者心脏中的空间分布特征，结合机器学习的方法，将 ACM 分为 4 型，且不同型别患者的基因突变类型和临床表型有所差异。其中，1 型患者大多携带桥粒突变且右心室出现弥漫性纤维脂肪组织替代，并在早期接受心脏移植，2 型患者大多携带非桥粒突变并且右心室出现局限性纤维脂肪组织替代，3 型患者表现为双心室受累，

4 型患者为典型的左心室为主型 ACM 患者。该分型受到国际认可，并被命名为 ACM 的"阜外分型"。这些不同的分型均体现了 ACM 的高度异质性。

二、诊　　断

对可疑 ACM 患者的评估包括临床病史（尤其是详细的家族史）、体格检查、12 导联心电图、二维超声心动图、心血管磁共振、右心室造影和心内膜活检和基因检测等。

1. 诊断标准　目前对 ACM 的诊断仍依据 2010 年国际特别组（International Task Force，ITF）发布的针对 ARVC 的诊断标准（表 14-1）。

表 14-1　ARVC 诊断标准（ITF 2010）

检查项目		主要标准	次要标准
I 形态功能	超声	节段性右心室无运动、运动障碍或室壁瘤，及心室舒张末期测量到下列参数之一： ① PLAX RVOT ≥ 32mm（PLAX/BSA ≥ 19mm/m²） ② PSAX RVOT ≥ 36mm（PSAX/BSA ≥ 21mm/m²） ③面积变化分数 ≤ 33%	节段性右心室无运动、运动障碍或室壁瘤，和心室舒张末期测量到下列参数之一： ① 29mm ≤ PLAX RVOT< 32mm（16mm/m² ≤ PLAX/BSA<19mm/m²） ② 32mm ≤ PSAX RVOT< 36mm（18mm/m² ≤ PSAX/BSA<21mm/m²） ③ 33%< 面积变化分数 ≤ 40%
	磁共振	节段性右心室无运动、运动障碍或右心室收缩不同步，及下列情况之一： ① RVEDV/BSA ≥ 110ml/m²（男性），≥ 100ml/m²（女性） ② RVEF ≤ 40%	节段性右心室无运动、运动障碍或右心室收缩不同步，及下列情况之一： ① 100 ≤ RVEDV/BSA<110（男性）或 90 ≤ RVEDV/BSA<100（女性）。或 ② 40%<RVEF ≤ 50%

检查项目	主要标准	次要标准
右心室造影	节段性右心室无运动、运动障碍或室壁瘤	
Ⅱ心内膜活检	至少一处心内膜活检显示纤维替代右心室游离壁心肌,伴有或不伴有脂肪替代。且形态学分析示残余心肌细胞 <60%(或估测 <50%)	至少一处心内膜活检显示纤维替代右心室游离壁心肌,伴有或不伴有脂肪替代。且形态学分析示残余心肌细胞 60%~75%(或估测 50%~65%)
Ⅲ心电图复极化异常	右胸导联(V$_1$、V$_2$ 及 V$_3$)T 波倒置,或 >14 岁患者出现 QRS 波时限 ≥ 120ms 且无完全性右束支阻滞	① >14 岁,无完全性右束支阻滞,V$_1$、V$_2$ 导联,或者 V$_4$、V$_5$ 或 V$_6$ 导联 T 波倒置 ② >14 岁,完全性右束支阻滞,V$_1$、V$_2$、V$_3$ 及 V$_4$ 导联 T 波倒置
Ⅳ心电图去极化异常	右胸导联(V$_1$、V$_2$ 及 V$_3$)Epsilon 波(QRS 波终末到 T 波起始的可重复低振幅信号)	(1)如果在标准心电图上 QRS 时限 <110ms,信号平均心电图上晚电位至少满足下列 3 个参数之一:①过滤后 QRS ≥ 114ms;②终末 QRS 波幅度 <40μV,低振幅信号时限 ≥ 38ms;③终末 40ms 的电压平方根 ≤ 20μV。或(2)QRS 波终末激动时间(从 S 波的最低点测量到 QRS 波终末)>55ms
Ⅴ心律失常	非持续性或持续性室速,伴左束支阻滞且电轴左偏	①非持续性或持续性室速,伴左束支传导阻滞,且电轴右偏或电轴不明;或②室性期前收缩 >500 次 /24h

续表

检查项目	主要标准	次要标准
Ⅵ家族史	①一级亲属中有符合本诊断标准的 ARVC 患者；②一级亲属中有经活检或手术病理证实的 ARVC 患者；③在被评估的患者中识别出与 ARVC 有关或可能有关的致病性基因突变	①不能确定其之前被诊断为 ARVC 的一级亲属是否满足本诊断标准；②一级亲属由可疑 ARVC 导致早发心脏性猝死（<35 岁）；③二级亲属中有病理确诊或满足本诊断标准的 ARVC 患者

注：PLAX 指胸骨旁长轴；RVOT 指右心室流出道；BSA 指体表面积；PSAX 指胸骨旁短轴；RVEDA 指右心室舒张末期容积；RVEF 指右心室射血分数。在以上六个不同项目中满足 2 个主要标准，或 1 个主要标准和 2 个次要标准，或 4 个次要标准者为确诊；满足 1 个主要标准和 1 个次要标准，或 3 个次要标准为临界诊断；满足 1 个主要标准或 2 个次要标准为可疑诊断。

2. 现行诊断标准的不足

（1）临床实践证实，此诊断标准可能导致对 ARVC（经典类型的 ACM）的误诊或漏诊。误诊主要是由于对心电图、影像学及基因检测结果的错误解读，以及未能有效鉴别与 ACM 表型相近的其他疾病；漏诊则是由于该标准中心血管磁共振仅用于评估心脏的形态功能，而近年来随着技术的发展，心脏磁共振还可用于评估室壁的结构特征（如纤维化）。

（2）此诊断标准是针对 ARVC 设计的，故对左心室型、双心室型等非经典 ACM 诊断的敏感度低。

（3）此诊断标准对小儿 ARVC 的诊断效果不佳，主要是由于 ARVC 在小儿中的外显率低，以及对年龄过小的患儿行相关检查较难（如超声心动图、磁共振）。而相关研究统计结果显示小儿 ARVC 占全部 ARVC 患者的 1/6 左右。

3. 对非经典类型 ACM 及小儿 ACM 的诊断　目前已有专家提议发布针对非经典类型 ACM 以及小儿 ACM 的诊断标准，但未见正式指南发布。

（1）对可疑的 ALVC 患者，需关注其特殊的表型特征。①心电图复极化与去极化：肢体导联 QRS 波低电压（<0.5mV），下侧壁导

联 T 波倒置；②心律失常：与 ARVC 不同，表现为右束支传导阻滞；③结构与功能：左心室运动功能减退、纤维化但无扩张。若同时观察到 ALVC 和 ARVC 的表型，则怀疑双心室型 ACM，若仅观察到 ALVC 的表型，则可行基因检测以明确其是否携带 ACM 相关致病基因，以便进一步明确 ALVC 这一诊断。

（2）对可疑的小儿患者，应在做完无创检查后再考虑有创检查（如右心室造影和心内膜活检），基因检测有助于其明确诊断。ACM 家系中的小儿即使在初次评估时未被诊断为 ACM，之后应每隔 2~3 年行常规随访，以便及时评估其是否患病。

三、危 险 分 层

考虑到 ACM 人群发生恶性心律失常和 SCD 的风险较高，一旦患者确诊为 ACM，则需根据患者可能发生 SCD 的危险程度来决定是否植入 ICD。循证医学证实，由于室性心动过速或心室颤动导致心搏骤停，或由于持续性室性心动过速导致血流动力学不稳定的 ACM 患者为高危型，推荐植入 ICD。疑似因室性心律失常导致晕厥的 ACM 患者为中危型，考虑植入 ICD。此外，ACM 患者发生 SCD 的主要危险因素包括非持续性室性心动过速、电生理检查可诱发室速、LVEF ≤ 49%，次要危险因素包括男性、室性期前收缩 >1 000 次 /min、右心室功能不全、先证者、携带 ≥ 2 种 ACM 相关突变基因。通过对 ACM 患者进行危险分层来决定是否置入 ICD（表 14-2）。

表 14-2　ACM 患者的危险分层

推荐级别	推荐依据	ICD
I	室性心动过速或心室颤动导致心搏骤停	推荐
I	持续性室性心动过速导致血流动力学不稳定	推荐
IIa	疑似因室性心律失常导致晕厥	合理
IIa	持续性室性心动过速但血流动力学尚稳定	合理
IIa	合并 3 项主要危险因素，或 2 项主要和 2 项次要危险因素，或 1 项主要和 4 项次要危险因素	合理
IIb	合并 2 项主要危险因素，或 1 项主要和 2 项次要危险因素，或 4 项次要危险因素	可能合理

四、治　　疗

1. 限制运动　多个研究显示 ACM 表型的出现及病情的进展与高强度运动有关。建议 ACM 患者不参加竞技性或高强度耐力运动，否则可能加速 ACM 疾病进展，甚至诱发致命性室性心律失常。

2. 药物治疗　主要目的是缓解右心衰竭和／或左心衰竭的症状，并预防或治疗心律失常，还应对相关并发症行抗凝或抗栓治疗。

（1）抗心力衰竭治疗：可使用 ACEI、ARB、β 受体阻滞剂、醛固酮拮抗剂，同时可考虑使用硝酸酯类药物降低右心前负荷。

（2）抗心律失常治疗：β 受体阻滞剂可控制心室率，胺碘酮或索他洛尔可控制室性心律失常，上述药物均可减少 ICD 的不适当放电。

（3）对并发症的抗凝或抗栓治疗：对合并心房颤动、心腔内血栓或动／静脉血栓的 ACM 患者，应进行抗凝治疗，对合并室壁瘤的 ACM 患者，可行抗栓治疗。

3. 导管消融

（1）适应证：①反复发作的持续性单形性室性心动过速，但胺碘酮治疗无效或不能耐受的患者。②伴室性期前收缩或持续性室性心动过速，且由于心脏负荷过大而出现心力衰竭症状，但抗心律失常药物治疗无效或不能耐受的患者。③反复发作的持续性室性心动过速患者，在药物治疗辅助下可尝试行导管消融。

（2）疗效：导管消融可减少室性心动过速发作的频率，进而提高患者生活质量。但尚未证实其可以减少猝死的风险或提高生存率。

4. ICD　ICD 是预防 SCD 的有效手段（适应证已述），目前虽无临床随机对照试验证实 ICD 可降低 ACM 患者的死亡率，但观察性研究发现植入 ICD 的 ACM 患者发生 SCD 的概率显著低于未植入 ICD 的 ACM 患者。

5. 心脏移植　心脏移植是终末期难治性 ACM 患者的最后选择，可提高患者的生活质量，但供体心脏供不应求，极大地限制了心脏移植在临床的广泛开展。

五、预　　后

ACM 是一种进展性疾病，以往有多个队列研究描述了其自然病史，但由于 ACM 具有高度异质性，且不同队列采用的 ACM 诊断标准及治疗手段不同，故难以综合不同的队列研究的结果来分析 ACM 患者的预后。现将部分代表性的 ACM 队列研究汇总如下（表 14-3）。

表 14-3 已发表的 ACM 队列研究

发表时间	患者数量	出现症状时的平均年龄 / 岁	平均随访时间 / 年	总体死亡率 /%	心脏移植比例 /%
2011	84	33.6	2.7	2.4	8.3
2011	96	35	10.7	13.5	7.3
2015	416	36	7	6	4
2016	110	48	10	16	1.8
2016	88	36	9.1	14	4.5
2017	312	34	8.2	2	4

不同的 ACM 队列研究结果均显示 ACM 患者的总体死亡率高达 16%（平均随访时间 10 年），心脏移植比例可高达 8.3%（平均随访时间为 2.7 年）。值得关注的是，在 2017 年发表的一项纳入 312 例均接受 ICD 植入的 ACM 患者的队列研究结果中，8.2 年的随访时间内总体死亡率仅 2%，这可能与 ICD 对 SCD 的预防作用有关。考虑到 ACM 是一种高度异质性疾病，寻找相关预测因子并对患者进行个体化的预后评估有重要临床意义，中国医学科学院阜外医院首次发现血浆中 β- 羟基丁酸水平升高并与 ACM 患者的疾病进展有关，并预示先证者发生主要不良心脏事件的概率增大。

总之，对 ACM 患者的管理需注意：①正确诊断 ACM，认清现行诊断标准的局限性；②根据 ACM 患者发生 SCD 的风险程度来决定是否植入 ICD；③强调限制运动对延缓 ACM 患者疾病进展和提高预后的重要性，并合理利用药物治疗、导管消融等治疗手段来缓解患者症状；④合理结合基因检测对 ACM 患者的亲属进行筛查。

（宋江平）

第 15 章

限制型心肌病

一、概　述

RCM 是以限制型舒张功能障碍为主要特征的心肌病,具有特征性的形态学和生理学变化,即心肌和/或心内膜纤维化,或是心肌的浸润性病变,或是心肌瘢痕,引起心室壁硬化、心室腔缩小或闭塞、心脏充盈受阻,舒张功能障碍,心室收缩功能正常或轻度下降。

RCM 呈世界性分布,大多散发,确切患病率不明,患病率明显低于 HCM 和 DCM。该病预后差,尤其是儿童,未行心脏移植的患者中,1、2 和 5 年的生存率分别为 48%、34%、22%。心脏移植是唯一能够延长寿命的治疗方法。

RCM 是最罕见的心肌病亚型,我国尚未有针对 RCM 的临床指南。根据美国 AHA 及欧洲 ESC 心肌病相关指南,RCM 可以分为遗传性和非遗传性。RCM 的遗传背景及病因较为复杂,可以是系统性、炎症性或贮积性疾病的一部分(可见于多种心脏或多器官疾病,如 Löffler 心内膜炎、淀粉样变性、结节病、血色病、法布里病等),也可以孤立发生,常与肌小节基因突变相关,有时会合并 HCM。也见于放射治疗后的患者,例如霍奇金病(Hodgkin disease)。就目前我国临床实际应用来看,由于心脏限制型生理功能还见于许多其他疾病的患者,故 RCM 为一种排除性诊断。

二、临床表现

1. 症状　RCM 临床表现可分为左心室型、右心室型和混合型。在早期阶段,患者可无症状,随着病情进展出现运动耐量降低、倦怠、乏力、劳力性呼吸困难和胸痛等症状,这主要是由于 RCM 患者

145

心排血量不能随着心率加快而增加。左心室型可出现左心功能不全表现，如呼吸困难甚至端坐呼吸、咳嗽，右心室型及混合型则以右心功能不全为主要表现，出现肝大、腹水、全身水肿、少尿、消化道淤血等表现。

2. 体征 血压偏低、脉压小、颈静脉怒张、Kussmaul 征阳性，心脏浊音界扩大、心律失常、可闻及第三心音奔马律。合并二、三尖瓣关闭不全时，对应听诊区可及收缩期杂音。双肺可闻及湿啰音。肝大，有时会有黄疸、胸腔积液、腹水、双下肢水肿。心包积液也可存在。内脏栓塞不少见。

3. 高度疑诊本病 若心电图示低电压、束支阻滞，收缩时间间期不正常；超声心动图发现心尖部心腔闭塞及心内膜增厚高度怀疑本病，需与其他导致心脏舒张受限的疾病鉴别诊断，如缩窄性心包炎。对于诊断困难病例可作心室造影和心内膜心肌活检。

三、辅 助 检 查

1. 心电图和动态心电图 RCM 患者，均应进行心电图和动态心电图检查。心电图可表现窦性心律，心房颤动也不少见。P 波大，提示双心房增大，非特异性复极异常，表现为 ST-T 改变。QRS 波低电压、异常 Q 波、束支阻滞和房室传导阻滞提示浸润性心肌病，如淀粉样变。

2. 超声心动图 ①心房明显增大，左心室内径正常或缩小，随着病情的进展心室腔可扩张。室壁厚度通常正常，但在某些继发浸润性病变如心肌淀粉样变或贮积性病变，心室壁可能增厚。②左心室射血分数早期正常，晚期可减低。左心室舒张功能障碍表现为限制型充盈障碍。根据 2016 年美国超声心动图学会关于左心室舒张功能的评价，符合 3 个指标阳性即可诊断左心室舒张功能障碍：二尖瓣环组织多普勒速度下降（室间隔侧 e'<7cm/s 或侧瓣环 e'<10cm/s），E/e' 比值 >14，左心房容积指数 >34ml/m^2，三尖瓣反流速度 >2.8m/s。判断限制型充盈障碍：二尖瓣舒张期血流 E/A ≥ 2，且二尖瓣 E 峰速度随呼吸的变化通常极小（小于 10%）。E 峰减速时间 DT ≤ 160ms，二尖瓣彩色血流传播速度（Vp）≤ 50cm/s。肺静脉与肝静脉收缩期血流速度小于舒张期，肝静脉吸气相血流逆流增加。超声心动图有助于提供病因学诊断，也可鉴别缩窄性心包炎引起的心室充盈障碍。

3. X 线胸片　双心房明显增大，是该病心影增大的特征。注意观察有无心包区域的钙化，如果没有心脏变形，没有心包钙化，也没有二尖瓣和三尖瓣病变，则可提示该病的可能性。间接征象的观察，包括双肺淤血、间质性肺水肿等，以及上下腔静脉扩张，双侧有无胸腔积液等。

4. CT　心功能允许的情况下均需查冠状动脉 CT，以明确是否合并冠状动脉病变及观察心包、心腔、心内膜情况，观察心室腔内（多位于心尖部）有无附壁血栓或者心尖部的闭塞，有利于与嗜酸性粒细胞性心内膜炎鉴别（LÖffler 心内膜炎），观察有无心包增厚或者钙化，有利于与临床相对常见的慢性缩窄性心包炎鉴别。由于 RCM 易合并心房颤动，若合并房颤，需查左心房肺静脉 CT，并行头颅 CT 评估有无脑卒中。

5. CMR　RCM 既无心肌肥厚亦无心室腔扩张，CMR 能够清楚显示其结构与功能变化。

原发性 RCM 病因不明，通常 LGE 阳性率较低，也无特异性改变。然而，一些代谢和浸润性心肌病常常具有 RCM 的特征，但这些疾患通常表现为不同程度的心室壁增厚，LGE 阳性率较高，多数呈弥漫性强化，如心肌淀粉样变、糖原贮积症、Anderson-Fabry 病等。

6. 心导管检查　是鉴别 RCM 和缩窄性心包炎的重要方法，缩窄性心包炎时左右心室舒张压相等，或差别 <5mmHg。RCM 左右心室舒张压不相等，左心室充盈压超过右心室，且 >5mmHg，这种差别可受运动、输液、Valsalva 动作的影响而增大。RCM 患者的肺动脉高压更严重，肺动脉收缩压常 >50mmHg。缩窄性心包炎时，右心室舒张压存在下降和平台的形态，舒张末压至少是峰值收缩压的 1/3，而 RCM 则这种改变不明显。两种情形下心房压均存在平方根征。缩窄性心包炎时，血流动力学指标随呼吸呈动态变化，而 RCM 时，呼吸对心室压力的影响小。

7. 心内膜心肌活检　限制型表型的心肌病有多种病因，心内膜活检是病因及鉴别诊断的重要手段。

8. 基因检测　建议所有患者（尤其有家族史者）及其一级亲属进行基因检测。

RCM 具有遗传异质性，目前报道的相关基因有 20 多个。但由单个基因缺陷引起的家族性 RCM 最不常见。编码肌小节蛋白和细胞骨架蛋白的基因突变导致 RCM 也可导致 HCM 和 DCM，以前的研究发现 RCM 明确的基因突变率只有30%。

四、诊断及鉴别诊断

（一）诊断

RCM 的诊断标准尚未达成共识，对于舒张功能异常但收缩力保留的心力衰竭患者，在无其他心肌病亚型征象，如扩张或肥大的情况下，应考虑诊断为 RCM（排除性诊断）。

（二）鉴别诊断

1. 缩窄性心包炎尤其以心室病变为主的病例，两者临床表现相似。有急性心包炎史、X 线胸片示心包钙化，胸部 CT 或 CMR 检查示心包增厚，支持心包炎。

2. 非浸润性疾病 HCM、硬皮病、弹力纤维性假黄瘤和糖尿病性心肌病。

3. 浸润性疾病结节病、戈谢病、黏多糖贮积症（Hurler 综合征）及脂肪浸润。

4. 累积病血色病、Anderson-Fabry 病和糖原贮积症。

5. 其他疾病　心内膜心肌纤维化、辐射、化疗、嗜酸性粒细胞增多综合征、类癌心脏病、转移性癌及药物引起的纤维性心内膜炎（5- 羟色胺、美西麦角、麦角胺、汞剂和百消安）。心内膜心肌疾病（如心内膜心肌纤维化，嗜酸性粒细胞增多综合征）以心内膜心肌瘢痕形成且限制充盈为特征，通常累及一侧或双侧心室。房室瓣受累常见，但不累及流出道。

五、治　　疗

1. 对因治疗　对于临床表现为 RCM 而明确原因的，应首先治疗其原发病。

2. 药物治疗

（1）抗心力衰竭药物治疗：主要药物有 β 受体阻滞剂、CCB、ACEI/ARB、醛固酮拮抗剂、袢利尿剂、补钾药物等。

（2）利尿治疗：是缓解患者心力衰竭症状的重要手段，适当的使用利尿剂可以改善患者生活质量和活动耐量，但是使用利尿药物需要注意以下问题：

1）RCM 病患者由于心肌僵硬度增加，左心前负荷的细小变化可能引起血压的较大变化。临床上可能出现利尿不足时患者心力衰竭症状加重，而加强利尿后患者会出现血压下降。理想的前负荷状态是既能保证重要器官灌注而不引起心力衰竭症状的前负荷，但在某些 RCM 的患者中可能并不存在。建议首先保证体循环的血压，即使患者有心力衰竭的症状也不要因为过度利尿而影响血压，过度利尿的后果除了影响血压和器官灌注外，可能会反射性兴奋交感神经而出现各种恶性心律失常，甚至引起猝死。

2）利尿剂仅是一种对症治疗，不能改善患者的长期预后。

3）由于 RCM 患者本身即可出现各种恶性心律失常，在使用利尿剂时应密切监测电解质的平衡。

（3）β 受体阻滞剂：尽管在其他心肌病中使用越来越多，但是在 RCM 治疗中的作用并不肯定。使用 β 受体阻滞剂可能有助于减少这类患者出现恶性心律失常的风险。

（4）降低心率的 CCB：如维拉帕米，通过控制心率增加充盈时间来改善舒张功能。

（5）ACEI/ARB：通过减少心肌血管紧张素的产生，而降低心肌僵硬度。

（6）地高辛：增加细胞内钙离子，应谨慎使用。

（7）抗栓药物治疗：对于 DVT，心房、心室已经有血栓形成和已经发生血栓栓塞并发症的患者必须接受抗凝治疗，华法林或新型口服抗凝药。对于合并心房颤动的患者 CHADS-VASc 评分 ≥ 2 分者，应考虑接受口服抗凝治疗，可使用华法林或新型抗凝药，预防血栓形成及栓塞。

3. 起搏器治疗　出现高度房室传导阻滞时需要植入永久性双腔起搏器。

4. 心脏移植　对难治性心力衰竭者行心脏移植。

5. 遗传咨询与阻断　携带明确致病基因突变的患者，若有意愿并在符合伦理的前提下，可以通过选择性生育获得不携带该致病基因突变的后代。

限制型心肌病诊疗过程见图 15-1。

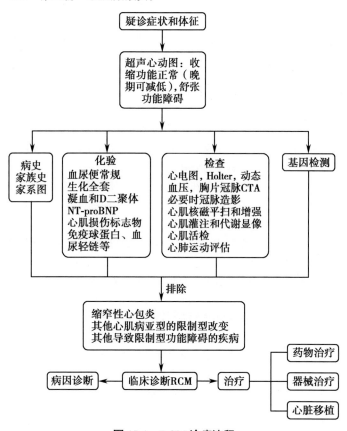

图 15-1 RCM 诊疗流程

（戴　薇）

第 16 章

左心室心肌致密化不全

一、概　述

左心室心肌致密化不全(LVNC)又称海绵状心肌,是一种散发性或家族性心肌病,特征为心肌小梁突出和小梁间隐窝深陷。可与其他先天性心脏畸形并存。所有病例均累及左心室,但右心室也可受累。该病的患病率估计为 0.014%~3%。

正常胚胎发育的第 1 个月,心脏冠状动脉循环形成前,胚胎心肌是由海绵状心肌组成,心腔的血液通过其间的隐窝供应相应区域的心肌。胚胎发育 5~6 周,心室肌逐渐致密化,隐窝压缩成毛细血管,形成冠状动脉微循环系统,致密化过程从心外膜到心内膜,从基底部到心尖部。本病表现为心室肌正常致密化过程停止,形成过多突起肌小梁和深陷的小梁间隙。

本病的发病机制目前尚不清楚,有非单一遗传背景。有研究发现,儿童发病与 Xq28 染色体 *G4.5* 基因突变有关,成人发病与常染色体 11p15 关系密切。肿瘤坏死因子转换酶异常、心内膜下心肌缺氧以及多种致畸因素均可能参与本病的发生。LVNC 可以是一种综合征(如 Barth 综合征)或一种先天性心脏缺陷(如 Epstein 畸形)的心脏表现,也可以表现为一种孤立的遗传性心肌病。但即使孤立存在,LVNC 的表现也不总明确,常与 DCM 和 HCM 重叠。此外,在其他类型的心肌病家系中,如 HCM,一些个体可能表现为致密化不全心肌病(NCCM)。而 HCM 和 NCCM 中最常见的致病基因一样,都是 *MYH7* 和 *MYBPC3*,也支持这两者间的紧密关联。另一个重要现象就是有些患者可能从一种形式的心肌病进展为另一种,特别是从 NCCM 进展为 DCM。

二、临床表现

1. 病史采集　注意患者是否有不明原因心脏扩大（不能用心肌缺血、冠心病、瓣膜病、先天性心脏病等解释），是否有心腔内血栓，是否有心律失常，是否有脑卒中病史，是否有晕厥病史，是否有猝死家族史。心脏扩大、心肌变薄、心腔血栓形成需考虑本病。

2. 临床特点　NCCM 分为左心室型、右心室型及双心室型，以左心室型最多见。心力衰竭、心律失常、血栓形成是本病的三大特点，临床表现无特异性。有些患者出生即发病，有些患者直到中年才出现症状或终身没有症状。临床表现主要有：①心力衰竭，可首发急性左心力衰竭；②心律失常，包括快速性室性心律失常、束支阻滞、预激综合征等；③体循环栓塞；④异形面容，在本病的某些儿童中可以观察到非特异性面容，如前额突出、斜视、低耳垂、小脸面等。一些患儿可表现为胸痛、心音异常（包括心脏杂音）、心电图或超声心动图异常。

三、辅助检查

1. 心电图及动态心电图　大多数 LVNC 患者的心电图表现异常，但往往缺乏特异性。87% 的患者显示 QRS 波高电压，提示左心室肥大或双心室肥大。复极异常，ST-T 改变，T 波倒置。左心房扩大，电轴左偏，QTc 间期延长，部分患者合并预激综合征。在新生儿和儿童，部分存在显著 QRS 波高电压。部分表现为室内传导阻滞和房室传导阻滞。

心律失常在 LVNC 中经常发生，可表现为快速性室上性心律失常如心房颤动、阵发性室上性心动过速、室性心动过速以及缓慢性心律失常，其中许多都是危及生命的。动态心电图有助于及时发现相关心律失常。

2. 超声心动图　典型表现为左心室明显扩大，左心室腔呈球形改变，致密化的心肌组织变薄，非致密化心肌组织增厚，以左心室心尖部、左心室下后壁受累最为常见；非致密化心肌组织表现为肌小梁明显增多，呈海绵样改变，彩色多普勒成像可见其内有低速血流信号充盈，部分患者其内可见实性团块填充，考虑血栓形成可能；左心室整体收缩、舒张功能均受累，20%~40% 的患者出现左心室限制型充盈改变。20%~30% 的患者同时合并右心室受累,但是由于正常人右心室腔肌小梁较为丰富,从而增加了诊断难度。

3. X 线胸片　LVNC 患者如果没有左心室扩张及左心功能不全,在 X 线胸片上无特异性征象。

4. CT　①CT"栅栏状"改变,心肌运动增厚率降低;诊断标准可采用舒张末期,非致密心肌厚度与致密心肌厚度的比值 >2.3。②可以排除冠心病,以利于该病的鉴别诊断。③观察左心室腔内(多位于心尖部)有无附壁血栓。④采集图像应该采用心电图门控技术,可以对左心室功能做定量分析。⑤左心室功能不全时,也可以观察到双肺淤血和肺水肿情况。

5. CMR　LVNC 最常见的受累部位是左心室心尖部和左心室中段游离壁,基底段和室间隔较少受累。MR 诊断标准为舒张末期心内膜下非致密化心肌与外层致密化心肌之比 >2.3。有时候其他心肌疾患在左心室腔扩大的基础上,也可以见到类似的致密化不全征象,如 DCM 等,但比值不超过 2.0,且心尖部很少受累。

6. 核素显像　核素显像并不是诊断 LVNC 的一线检查,SPECT 心肌灌注显像可检测到 NVM 患者节段性灌注缺损,灌注缺损区域室壁运动异常,当病变累及较多节段且伴随心腔扩大时,与缺血性心肌病鉴别较为困难,因此需结合临床表现及其他检查例如造影、CMR 进行综合诊断。

7. 心内膜心肌活检　过度的肌小梁形成和较深的凹陷的室壁,异常粗大的肌小梁及小梁隐窝是其特点。活检有助于获得病理,进行诊断及鉴别诊断。

8. 基因检测　建议所有患者(尤其是有家族史者)及其一级亲属进行基因检测。应筛查 HCM 及 DCM 的相关基因。

四、诊断与鉴别诊断

1. 诊断　超声心动图是该疾病的筛查和诊断的主要手段,主要的超声表现有:

(1)心室腔内多发、过度隆突的肌小梁和深陷其间的隐窝,形成网状结构,称为"海绵样心肌"或"非致密心肌",病变以近心尖部 1/3 室壁节段最为明显,可波及室壁中段,一般不累及基底段。多累及后外侧游离壁,很少累及室间隔。病变区域室壁外层的致密化心肌明显变薄呈中低回声,局部运动减低。而内层强回声的非致密化心肌疏松增厚，肌小梁组织丰富，收缩期非致密化心肌：致密化心肌（NC：C）的最大比值 >2 是 LVNC 最具鉴别性的特征。

（2）彩色多普勒可测及隐窝间隙之间有低速血流与心腔相通。

（3）晚期受累的心腔扩大，舒张及收缩功能依次受损。组织多普勒显像研究显示，患者左心室前壁、侧壁和后壁中段及心尖段收缩延迟，室壁节段运动不协调，收缩期最大应变值明显减低。

（4）少数患者可于病变区域的心腔内发现附壁血栓。CMR 在评估非致密化程度方面优于标准的超声心动图。

2. 鉴别诊断

（1）DCM：心脏扩大、重量增加、冠状动脉通畅、心肌纤维呈不均匀性肥大是两者的共同病理特点。DCM 室壁多均匀变薄、心内膜光滑，心肌细胞肥大但排列规则，间质纤维化以血管周围常见。而 LVNC 主要为受累的心室腔内有多发、异常粗大的肌小梁和交错深陷的隐窝，可达外 1/3 心肌。非致密心肌的室壁厚度明显增加，非致密心肌肌束明显肥大并交错紊乱，纤维组织主要出现在心内膜下。DCM 也可有较多突起的肌小梁，但数量上远不如本病且缺乏深陷的肌小梁间隙，室壁厚度均匀变薄也不同于本病的室壁厚度薄厚不均。

（2）HCM：经典 HCM 可以有粗大的肌小梁，但缺乏深陷的隐窝，而且通常心室不扩张。

（3）缺血性心肌病：LVNC 患者的冠状动脉造影多显示正常，而缺血性心肌病的冠状动脉造影显示一支或多支冠状动脉明显狭窄。

（4）心尖部血栓：可被误诊为 LVNC，但心尖部血栓回声密度不均匀，没有深陷的肌小梁间隙，血栓内没有彩色血流。

五、治 疗 原 则

1. 对症支持治疗　休息，避免剧烈运动、情绪波动等诱发心力衰竭，限盐限水，控制体重，避免水钠潴留及感染，给予循环及呼吸支持。

2. 抗凝治疗　本病心腔内容易形成血栓，需抗凝治疗。

3. 心力衰竭相关药物治疗、器械治疗及终末期心脏移植同 DCM。

左心室心肌致密化不全的诊疗流程见图 16-1。

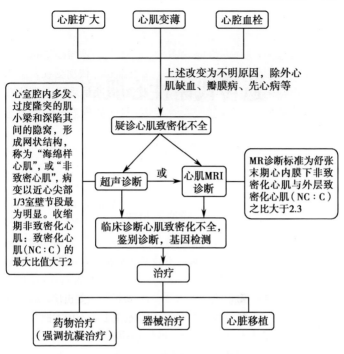

图 16-1　LVNC 诊疗流程

（戴　薇）

第 17 章

遗传代谢性心肌病

一、糖原贮积病

糖原贮积病是一组遗传性糖原代谢异常性疾病,肝脏和肌肉最易受累。根据酶缺陷或转运体的不同可分为数种类型,各型需要互相鉴别。

(一)糖原贮积症Ⅱ型

1. 定义　糖原贮积症Ⅱ型又称蓬佩病(Pompe disease)是一种罕见的溶酶体沉积性疾病,是由于酸性 α- 葡萄糖苷酶(GAA)活性的部分或完全不足引起的。这种缺陷导致糖原在各种组织的细胞中逐渐积累,并表现在各个系统,主要表现在骨骼、心脏和平滑肌系统。

2. 临床表现　临床表现随患者年龄、疾病进展速度和器官受累程度的不同而不同,并可能导致不可逆性运动障碍。成人 PD 最常见的表现是进行性肌肉无力和肌营养不良,大多数患者表现为近端和轴向的肌无力,下肢更常见。可伴有肺动脉高压、心肌损害、心脏扩大、心力衰竭、肝脾大。值得注意的是,在疾病的后期几乎所有患者都会出现呼吸困难、通气功能障碍以及低氧血症。

PD 的其他症状还包括腰椎旁肌无力、腹肌无力和突出、面部肌肉无力、眼睑下垂和舌麻痹。如果出现了延髓损害,则还可能合并发音困难和吞咽困难。听觉系统也可能受累。

3. 诊断　干血纸片法(dried blood spot, DBS)为筛查疑似 PD 患者的一种简单可靠的实验室检查方法。当 DBS 筛选出疑似 PD 患者时,应重复测试并行:

(1)血清肌酸激酶检查:多数肌酸激酶轻度或中度升高,少数成年患者(约5%)正常。

156

（2）GAA 酶活性检测：测白细胞或成纤维细胞中 GAA 酶活性。

（3）肌电图：肌源性损害，可有纤颤电位、复合性重复放电（CRDs）及肌强直放电。

（4）基因诊断：诊断 PD 的金标准。PD 存在的酶缺陷是由 *GAA* 基因的两个等位基因的致病性突变引起的。突变可以是相同的（纯合子），也可以是不同的（杂合子），突变的类型和组合将决定细胞中剩余的 GAA 的活性，两个严重突变的组合甚至可以导致 GAA 蛋白的完全缺乏，GAA 的残余活性极低。

（5）肌肉活检：肌纤维颗粒呈空泡样改变，糖原增多且可被淀粉酶消化，酸性磷酸酶（ACP）酶活性明显增强。少数肌肉活检标本无典型病理改变，因此，肌肉活检病理结果阴性并不能作为排除 PD 的标准。

（6）鉴别诊断：需要与 HCM、容易累及呼吸肌或心肌的肌病、先天性脊柱侧弯、线粒体肌病和脂质沉积性肌病、其他糖原贮积病相鉴别。

4. 治疗

（1）酶替代疗法（enzyme replacement therapy，ERT）：到目前为止，PD 的治疗方法只有 rhGAA 酶替代疗法，这种治疗方法需要经过专业人士的评估，并且考虑到影响患者疗效的潜在因素，例如呼吸功能和肌肉受累情况。目前 PD 的酶替代疗法治疗药物 Myozyme（美而赞）的标准剂量：最少每 15d 进行一次 20mg/kg 并且持续 4h 输液。

（2）呼吸支持治疗：如果发现仰卧位低潮气量和低氧血症，建议酌情给予间断或持续使用连续气道正压通气（cPAP）或双相气道正压通气（BiPAP）治疗。对于急性重度呼吸衰竭的患者，需要给予机械通气，积极控制呼吸道感染等诱发加重的病因，患者症状可以得到部分缓解。

（3）其他对症和支持治疗：心力衰竭纠正治疗；必要时行吞咽功能评估和鼻饲；低碳水化合物、高蛋白饮食；鼓励患者进行力所能及的适当运动，但应避免剧烈运动；重视麻醉风险评估，尽量减少全身麻醉。

（二）Danon 病

1. 定义　　Danon 病是一种罕见的 X 连锁显性遗传性溶酶体糖原贮积病，系编码 2 型溶酶体相关膜蛋白（LAMP2）的基因突变，导致溶酶体内出现自噬性空泡，影响脏器结构和功能。目前已有 20

多个 *LAMP2* 基因突变位点被发现。

2. 临床表现 Danon 病临床表现无特异性，可无任何临床症状，也可突发 SCD，症状多累及全身多系统，其中以 HCM、骨骼肌病和智力障碍三联征为主要临床表现。部分患者出现眼底色素视网膜病。①HCM：可以是 Danon 病的临床表现之一，也可以是 Danon 病唯一的临床表现。②骨骼肌病：最常表现为四肢近端和颈部的骨骼肌疲劳、无力，重者表现为肌肉萎缩及运动能力的丧失。③智力障碍：可表现为感知速度减慢、注意力分散、言语能力差、情绪不稳定、自控力差等，轻者存在轴索损害为主的周围神经病变，重者表现为腓骨肌萎缩样的周围神经损害。

3. 诊断

（1）实验室检查：可有肌酸激酶与二磷酸果糖酶呈倍数升高，此外，天冬氨酸氨基转移酶、丙氨酸氨基转移酶、乳酸脱氢酶水平均可升高。

（2）心电图：最常见的表现为预激综合征，伴有 HCM 时可有巨大负向 T 波、左心室高电压，此外，还可有三度房室传导阻滞、心房颤动、异常 Q 波等表现。

（3）基因诊断：诊断 Danon 病的金标准。

（4）鉴别诊断：需要与典型 HCM、X 连锁过量自噬遗传性肌病以及其他糖原贮积病相鉴别。

4. 治疗 目前为止，Danon 病仍没有特效的治疗方法。不同于 HCM，其在选择负性肌力药物治疗时应谨慎。ICD 治疗在 Danon 病的恶性心律失常中的有效性及安全性也值得商榷。目前认为，Danon 病的最有效治疗方法是进行心脏移植术，可以显著提高患者 5 年生存率。Danon 病引起的心肌病预后极差，死因多为充血性心力衰竭与 SCD。

（三）单磷酸腺苷激活蛋白激酶 γ2 亚基编码基因突变（PRKAG2）心脏综合征

1. 定义 PRKAG2 心脏综合征是一种罕见的常染色体显性遗传病，由 *PRKAG2* 突变所致。该缺陷导致心肌细胞内支链淀粉累积，临床表现为左心室肥厚、预激综合征和逐渐进展的传导系统疾病。

2. 临床表现 PRKAG2 心脏综合征的患者通常在 30 岁前发病，且主要在青少年时期。典型临床表现包括心悸、晕厥前兆、晕厥、劳力性呼吸困难和胸痛等。部分患者还可以出现心脏外的症状，如肌痛、肌无力和癫痫发作。

3. 诊断

(1) 心电图：心电图特征为窦性心动过缓、预激三联征 (PR 间期 <120ms，预激波，宽 QRS 波 >100ms)、传导阻滞 (包括房室传导阻滞和束支传导阻滞) 以及左心室肥厚的心电图改变等。

(2) 超声心动图：主要表现为左心室肥厚，呈对称性或非对称性肥厚，严重病例可出现流出道梗阻。心肌肥厚呈进行性加重，部分患者心腔扩大，肥厚的心肌可变薄，左心室射血分数下降。

(3) 病理学诊断：心脏或 / 和心脏外糖原异常累积。

(4) 基因诊断：发现 *PRKAG2* 基因突变为诊断本病的金标准。

(5) 鉴别诊断：需要与典型 HCM 以及其他糖原贮积病相鉴别。

4. 治疗　不同表型治疗侧重不同。

(1) 心肌肥厚明显的患者治疗可参考 HCM 治疗。

(2) 以传导系统病变为主要临床特征的患者治疗重点在随访，以便及时发现患者病情变化。由于房室旁路的存在，对旁路有效的消融治疗是必需的。然而旁路的存在往往掩盖了传导系统的病变，成功消融后患者可呈现不同程度的房室传导阻滞，甚至心室停搏。因此，对于 PRKAG2 心脏综合征患者消融旁路后可能涉及永久起搏器植入的情况也是术前必须考虑到的。

(四) 福布斯病

1. 定义　福布斯病又称 III 型糖原贮积病，是一种常染色体隐性遗传性疾病，由于位于染色体 1p21 上的淀粉 -1, 6- 葡萄糖苷酶 (AGL) 基因突变，影响 AGL 和寡聚 -1, 4-1, 4- 葡聚糖转移酶的活性，导致糖原支链不能被分解，使大量带短支链的形态结构异常的极限糊精在患者的肝脏和 / 或骨骼肌、心肌中堆积。

2. 分型　根据受累组织和酶学分析结果，将福布斯病分为 a、b、c、d 4 个亚型，其中 a 型最常见，约占 80%，同时累及肝脏和肌肉；b 型仅累及肝脏，其他类型较少。本书重点讨论 a 型。

3. 临床表现　成人福布斯病异质性较大，可在幼年期以肝大和低血糖为主，随着年龄增长，肝脏症状和低血糖发作逐渐减轻，而渐出现肌病症状；也有患者无幼年肝损表现，仅在成年期出现缓慢进展四肢远端或近端肌无力和萎缩，可累及躯干肌。

多数成人患者在临床上的心肌病表现并不明显，但心电图和超声心动图存在异常，左心室肥厚比较常见，少数出现心房、心室扩大和心功能不全。

4. 诊断

（1）实验室检查：①血清肌酸激酶不同程度升高，可伴高脂血症、代谢性酸中毒。血乳酸和尿酸水平基本正常。②胰高血糖素或肾上腺素刺激试验异常：饥饿状态下，应用胰高血糖素或肾上腺素刺激不能使血糖水平上升，而餐后 2~3h 重复应用胰高血糖素或肾上腺素刺激，1h 后血糖升高至正常水平。③生化检测：肝脏和骨骼肌中糖原脱支酶（GDE）酶活性明显降低，但酶活性与临床严重程度无明显相关性。肝脏和肌肉组织中糖原含量明显增高。

（2）肌电图：多数患者可发现肌源性损害，伴或不伴有神经传导异常。

（3）心电图：多数患者心电图异常，提示左心室肥厚、ST-T 波低平、传导异常。部分患者超声心动图可发现心室壁均匀增厚、心室增大。

（4）肌肉活检：肌纤维浆膜下大片 PAS 阳性空泡，可被淀粉酶消化；电镜下肌纤维内大片糖原颗粒聚集，可见较多短支链状糖原颗粒。

（5）基因诊断：*AGL* 基因检测是诊断福布斯病的金标准。

（6）鉴别诊断：需要与典型 HCM 以及其他糖原贮积病相鉴别。

5. 治疗

（1）尚无酶替代疗法；

（2）生活指导：①规律的高蛋白低复合碳水化合物饮食习惯，避免单糖饮食，避免长时间禁食或饥饿，可以在睡前加餐高蛋白食品，如低脂牛奶或蛋白粉等。②避免饮酒等容易诱发低血糖的因素。③需要警惕：使用 β 受体阻滞剂可能会诱发低血糖；他汀类等降脂药有可能诱发肌肉损害加重。④适量的运动可能对患者有益，建议定期进行运动评估，根据运动后的血糖情况、心脏功能、骨关节情况等调整运动量和运动方式。

（3）定期复查：定期复查心电图和超声心动图，及时发现心肌受累情况和进行必要的治疗。

（4）肝移植：当患者发展为晚期的肝硬化，可考虑肝移植。

二、溶酶体贮积病

溶酶体贮积病是一组遗传性代谢疾病，是由于基因突变致溶酶体中有关酸性水解酶缺陷，导致机体中相应的生物大分子不能正常降解而在溶酶体中贮积，引起细胞组织器官功能的障碍。下文重点是累及心肌的 Anderson-Fabry 病。

1. 定义 Anderson-Fabry 病是一种罕见的伴 X 染色体遗传的溶酶体贮积病。病因为 GLA 基因突变导致溶酶体内 α- 半乳糖苷酶 A（α-Gal A）缺乏，导致其降解底物——神经鞘脂类化合物在多种组织细胞的溶酶体中堆积，造成组织和器官病变。

2. 分型 法布里病可分为两型：①经典型，患者 α-Gal A 活性明显下降甚至完全缺失，脑、肾脏、心脏、周围神经等多系统受累。②迟发型（可分为"肾脏型"和"心脏型"），患者酶活性部分下降，HCM 或终末期肾病可为他们的发病唯一临床症状。

3. 临床表现 患者主要临床表现为慢性神经性疼痛、胃肠紊乱、血管瘤、进行性肾功能损害、心肌病和脑卒中，男性患者常常重于女性患者。具体各器官系统临床表现如下：

（1）面容：男性患者多在 12～14 岁出现特征性的面容，表现为眶上嵴外凸，额部隆起和嘴唇增厚。

（2）神经系统：①周围神经系统：患者可有神经疼痛，表现为下肢远端为主的性或间断发作肢端疼痛，并放射到四肢近端，偶尔至腹部。疼痛可为 60%～80% 儿童发病的首发症状。疼痛可伴低热，少汗或无汗出现较早。严重的自主神经损害可导致血压调节障碍，出现晕厥。少数患者出现颅神经损害表现。②中枢神经系统：一般为早发卒中，以短暂性脑缺血发作（TIA）或缺血性卒中常见，表现为偏瘫、偏盲、眩晕、共济失调和构音障碍等，以后循环受累多见。

（3）皮肤血管角质瘤：皮肤小而凸起的红色斑点，多分布于"坐浴"区。血管角质瘤的数量和分布范围可随着病程进展而增加。

（4）眼：多数患者可有眼部受累，结膜血管迂曲、角膜涡状混浊、晶状体后囊混浊、视网膜血管迂曲，严重者可导致视力降低甚至丧失。

（5）肾脏：早期表现为尿浓缩功能障碍如夜尿增多、多尿、遗尿，随病程进展出现蛋白尿甚至达肾病综合征水平、肾功能下降。

（6）心脏：多为疾病的晚期表现，常见 HCM、传导阻滞、心脏瓣膜病变、左心房增大、快速性心律失常，严重者可导致心力衰竭、心肌梗死。外周动脉受累可引起高血压。

（7）呼吸系统：表现为慢性支气管炎、呼吸困难、喘息等阻塞性肺功能障碍。

（8）骨骼系统：青年及成人患者中骨质疏松较常见，多见于腰椎及股骨颈。

(9)精神疾病：表现为抑郁、焦虑。

4. 诊断

(1)α-Gal A 酶活性检测：可采取外周血白细胞、血浆、血清或培养的皮肤成纤维细胞等。在男性患者中，该酶的活性常明显下降，女性患者不能单纯靠酶活性作出诊断。此外，干血纸片法检测外周血 α-Gal A 酶活性的建立有助于高危人群筛查和家系成员的调查。

(2)病理检查：光镜下可见肾脏、皮肤、心肌或神经组织细胞空泡改变，电镜下相应的组织细胞胞质内充满嗜锇"髓样小体"，为法布里病特征性病理表现。

(3)血、尿 GL3 和血浆脱乙酰基 GL3（lyso-GL3）测定：男性患者血、尿 GL3 均明显高于健康人，部分女性患者血、尿 GL3 可高于健康人，较酶活性检测敏感性高。

(4)基因诊断：是诊断法布里病的金标准。

(5)鉴别诊断：心脏受累的患者需与其他原因导致的 HCM、心律失常、心功能不全进行鉴别。

5. 治疗

(1)非特异性治疗：非特异性治疗主要针对各脏器受累情况给予相应的处理。

(2)酶替代治疗：即利用基因重组技术体外合成 α-Gal A 替代体内缺陷的酶治疗法布里病。只要有肾脏、心脏或大脑受累的早期临床迹象和相关体征，就建议立即进行 ERT 治疗。

(3)酶增强治疗：是一种新的特异性治疗，但尚未在临床上使用。

三、心肌淀粉样变

（一）概念

心肌淀粉样变是指错误折叠的蛋白在心肌和其他心脏结构中形成纤维沉积，导致浸润性心肌病并伴有心力衰竭症状的一组异质性疾病，是一种尚未被充分认识的潜在致命性疾病。

（二）分型

导致心脏受累的两个主要前蛋白是异常浆细胞分泌的单克隆免疫球蛋白轻链（light chain amyloidosis, AL）和肝源性转甲状腺素（transthyretin, TTR；引起淀粉样变后称为 transthyretin amyloidosis,

ATTR)。TTR 蛋白形成淀粉样纤维沉积后会导致 2 种淀粉样变，一种是野生型基因产生的转甲状腺素蛋白形成的老年淀粉样变，多见于 70 岁以上男性；另外一种是基因突变导致转甲状腺素蛋白构象发生改变所致的转甲状腺素蛋白型淀粉样变，为常染色体显性遗传。

根据引起疾病的前蛋白不同，可将心脏淀粉样变分为两个亚型：轻链蛋白淀粉样变（AL associated with cardiomyopathy，AL-CM）和转甲状腺素蛋白淀粉样变心肌病（ATTR associated with cardiomyopathy，ATTR-CM）。后者可进一步细分为：①老年野生型 TTR（aggregation of wild-type TTR，ATTRwt）；②突变型 ATTR（mutant transthyretin amyloidosis，ATTRm）。

（三）临床表现

对于疑似心脏淀粉样变性的患者，应进行彻底的病史询问和体格检查，以评估该疾病的心脏和心外的症状及体征。

1. 心脏表现　心力衰竭是淀粉样变性心脏受累最常见的表现。左心症状（呼吸困难、端坐呼吸、阵发性夜间呼吸困难）和 / 或右心症状（水肿和 / 或腹水、肝大、运动不耐受、腹胀和早饱、严重疲劳）等。

其余常见症状还包括晕厥和直立性头晕，传导系统异常导致的缓慢性心律失常和快速性心律失常（尤其是心房颤动和心房扑动）。除此之外，室性心律失常也可能发生。还有一些研究指出，ATTRwt 患者合并主动脉瓣狭窄的风险上升，尤其是低流速、低跨瓣压差的重度主动脉瓣狭窄。

2. 心外表现　心外症状是区分心脏淀粉样变性亚型的一个重要指标。

自主神经功能障碍的症状在所有亚型中都常见，包括直立性低血压、胃肠道症状（如胃排空障碍、腹泻和 / 或便秘）、汗出异常、性功能障碍。

所有亚型也都有不同程度的周围神经病变，周围神经病变是 ATTRwt 的主要表现。典型的症状包括：①双侧感觉运动性多发性神经病，从下肢向上延伸；②腕管综合征非常常见，多为双侧发病，在许多 ATTR-CM 患者中，腕管综合征可以比心脏症状提前几年出现；③腰椎管狭窄症、多次矫形手术病史和自发性肱二头肌肌腱断裂在 ATTRwt 患者中也很常见。

AL-CM 的心外症状还有自发性出血或瘀斑（通常发生在眼

眶周围)、软组织症状(如巨舌症、肾功能不全和肾病综合征)。肾损害在 ATTR-CM 中不常见,慢性肾脏疾病更多是由心力衰竭引起的。

另外,ATTR-CM 一般进展缓慢,最常见于老年男性,而 AL-CM 一般病程进展较快,发病年龄相对较早且男性略多。

(四)疑诊

有心力衰竭症状,且心力衰竭的标准检查过程中发现以下一个或多个症状的患者可认为是疑似患者。之后应予以心肌淀粉样变的诊断性检查:

1. 原因不明的左心室壁厚度增加。

2. 60 岁以上,伴低流速、低跨瓣压差的主动脉瓣狭窄且 LVEF>40%。

3. 原因不明的外周感觉运动神经病变和 / 或自主神经功能障碍。

4. 双侧腕管综合征病史。

5. 已确诊的其他器官 AL 或 ATTR 淀粉样变。

(五)诊断

由于心肌淀粉样变的心血管症状和体征是非特异性的,因此常常是经过常规检查之后怀疑心肌淀粉样变性时才行诊断性检查。诊断性检查包括心电图、实验室检查、心脏影像学检查、心内膜活检和基因检测等。诊断流程示意图见图 17-1。

1. **实验室检查** 实验室检查可以发现肌钙蛋白和 BNP/NT-proBNP 常持续升高,且与心力衰竭程度不成正比。

怀疑心肌淀粉样变时需先进行 AL-CM 筛查试验(单克隆免疫球蛋白筛查),包括血清和尿蛋白免疫固定电泳和血清游离轻链(sFLC)分析。血清和尿蛋白免疫固定电泳阴性并不能排除 AL-CM,需结合 sFLC 共同判断,特别是 sFLC κ/λ 的比例异常(κ/λ<0.26 或 >1.65)时,应该着重怀疑 AL-CM 的可能。

2. **心电图** 心电图表现非特异,包括和室壁厚度不匹配的 QRS 波低电压。其他表现包括心房颤动、心房扑动、传导系统异常、室性期前收缩等。

3. **超声心动图** 心脏淀粉样变性的超声心动图表现包括一些非特异性表现:左心室腔正常或缩小,双心室壁厚度和心脏瓣膜厚度增加,舒张功能障碍,以及少量心包积液。左心室壁肥厚大多数对称,但也存在不对称性肥厚。患者的 LVEF 一般正常或略低,提示疾病进入终末期，更常见于 ATTRwt 患者。

4. CMR　　CMR 对评估疑似患者有很高的价值，患者可能出现弥漫性透壁 LGE（ATTR-CM 更常见）或心内膜下 LGE（在 AL-CM 中更常见）。其他表现包括 T1 mapping 延长，心肌细胞外容积（ECV）增加等。

5. 核素骨显像　　核素骨显像对诊断 ATTR 有很高的准确率。SPECT 显像剂 ^{99m}Tc-PYP 标记的化合物对 ATTR-CM 高度敏感，包括 ATTR 早期，因此建议所有疑似 ATTR-CM 患者都行 SPECT 检查。阳性标准：心肌和肋骨摄取程度视觉评分 ≥ 2 级或心脏和对侧肺平均计数比值 H/CL ≥ 1.5。SPECT 还可以区分有心肌梗死病史的患者的局部心肌摄取与典型的 ATTR 的弥漫性心肌摄取，提高诊断准确性。

6. 心内膜活检　　当非创伤性检查无法准确判断时，心内膜活检可用于确诊，免疫组化 / 免疫荧光可用于分型。心内膜活检是心脏淀粉样变性确诊的金标准。

7. 基因检测　　当确诊 ATTR 时，应进行基因测序以区分 ATTRwt 和 ATTRm，当发现 TTR 基因突变时，建议进行遗传咨询。

8. 鉴别诊断　　应与其他导致左心室肥厚的疾病相鉴别。

（六）治疗

1. 心力衰竭的治疗

（1）低钠饮食和适度利尿治疗。

（2）β 受体阻滞剂、CCB、ACEI/ARB 等常用抗心力衰竭药物效果欠佳。

（3）顽固性心力衰竭的心肌淀粉样变患者可以考虑心脏移植等。

2. 心律失常的治疗

（1）房性心律失常在心肌淀粉样变患者中很常见，传统药物往往耐受性差，胺碘酮的耐受性可能较好。

（2）导管消融的疗效尚不明确。

（3）伴心房颤动患者血栓栓塞事件的风险很高，即使充分抗凝治疗后也有报道仍出现血栓栓塞，目前尚无明确抗凝策略。因此无论心律失常或抗凝时间长短，稳定期患者在复律前都应考虑经食管超声心动图检查。

（4）ICD 的使用尚无明确证据，植入 ICD 也并不能有效提高患者的生存率。

疑似心肌淀粉样变性:
1. 出现心力衰竭的症状和体征
2. 出现以下一个或多个症状:
（1）年龄: 男性>65岁或女性>70岁（ATTRwt）
（2）呈家族性发病，遗传方式考虑常染色体显性遗传（ATTRm）
（3）超声心动图提示室壁增厚≥12mm，心房增大，房室瓣、主动脉瓣、房间隔、右室游离壁增厚等浸润性改变；舒张功能不全；主动脉瓣明显狭窄但跨瓣压力不高
（4）心肌MRI提示弥漫性LGE，T1 mapping延长，ECV增大
（5）心肌损伤标志物多次检测均升高，除外心肌梗死，或BNP/NT-proBNP持续升高
（6）合并有多神经病、自主神经功能障碍，除外其他器质性病变，药物治疗效果差

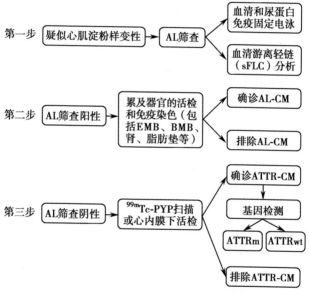

图17-1　怀疑心脏淀粉样变的诊断步骤

（5）起搏器的使用尚无明确证据，预防性植入起搏器也不能降低完全性传导阻滞的进展率。

3. 疾病修饰疗法

（1）治疗 AL-CM 的原则是通过抑制异常的游离轻链产生。未经治疗的 AL-CM 是一种进展迅速的疾病，预后很差。及时诊断和治疗是取得良好疗效的关键。治疗方式包括化疗，并考虑在符合条件的患者中进行抗浆细胞治疗以及外周血自体造血干细胞移植

（ASCT）。化疗方案包括基于硼替佐米的方案、基于美法仑（马法兰）的方案及基于免疫调控剂的方案。

（2）治疗 ATTRm 相关多发性神经病时，可以采用 TTR 的反义 RNA 药物（inotersen 或 patisiran）治疗。

（七）预后

心脏淀粉样变性的预后不同，取决于亚型和心脏和心外受累的程度。

（张　煜　孙筱璐）

第 18 章

甲状腺功能亢进及甲状腺功能减退性心肌病

一、甲状腺功能亢进性心肌病

甲状腺功能亢进(甲亢)患者 10%~15% 发生心房颤动,6% 甲亢患者可发生甲亢性心力衰竭,甲亢患者发生心力衰竭时 30%~50% 与心房颤动并存。

(一)病理生理机制

1. 甲状腺激素的作用机制

(1)甲状腺激素可通过核受体 TRs 而激活磷脂酰肌醇 3 激酶(PI3K)信号系统,该系统在心肌重塑中发挥重要作用。同时甲状腺激素参与调节细胞内多种信号转导通路,并直接作用于细胞膜上的钠、钾、钙的离子通道,起到调节作用。

(2)甲状腺激素可作用于线粒体膜的腺嘌呤核苷酸转运体,快速改变底物氧化水平、增加脂肪酸氧化、减少乳酸利用,对心肌细胞的代谢产生影响。

(3)甲状腺素对血管平滑肌细胞的作用既有对基因的调节作用,也有直接作用。直接作用是 T_3 作用于血管平滑肌细胞膜离子通道,并通过作用于血管内皮细胞增加 NO 合成,引起外周阻力的下降。NO 释放增加的部分原因是 T_3 作用于 TRs 从而激活了 Akt 通路。

2. 甲亢性心肌病血流动力学改变的特点 甲亢时高水平的甲状腺激素可以使外周阻力降低,后负荷减低,前负荷增加,舒张压降低,心排血量增加,心肌收缩力增加,同时引起肺动脉高压,激活肾素 - 血管紧张素 - 醛固酮系统。

（二）临床表现

甲亢性心肌病的临床表现除符合甲亢的临床表现外，常有以下临床特点：

1. 症状

（1）心悸及憋气、活动耐量下降是最常见的临床症状。

（2）有部分患者以心房颤动或者其他心律失常作为就诊的原因。

（3）如果患者本身合并冠心病，原有的心脏缺血症状容易加重。

2. 体征

（1）心尖搏动增强，有时可触及收缩期震颤、心界增大、心率增快、心音亢进，心尖部可闻及收缩期杂音。

（2）由于甲亢性心肌病患者血流动力学的改变，收缩压增高，舒张压降低，可出现脉压增大。

（3）部分患者可出现颈动脉搏动、水冲脉、毛细血管搏动征。

（三）辅助检查

1. 实验室检查　甲状腺功能检查提示甲状腺功能异常，T_3、T_4、FT_3、FT_4 水平升高，促甲状腺激素（TSH）水平降低。甲状腺吸 ^{131}I 率检查提示 ^{131}I 摄取率增高或者高峰前移。

2. 心电图检查　心电图检查显示窦性心动过速、阵发性或持续性心房颤动或心房扑动、频发房性或室性期前收缩、房室传导阻滞、非特异性 ST-T 改变等。

3. 超声心动图　超声心动图提示心脏扩大，一般以心房扩大为主，室间隔、左心室游离壁增厚，室间隔与左心室后壁运动增强。甲亢患者容易出现二尖瓣脱垂，导致房室腔扩大、瓣环扩张及继发性心肌、腱索、乳头肌结构和运动异常，进而出现瓣膜关闭不全和反流，部分患者引起肺动脉高压。合并右心力衰竭时，多数患者射血功能正常，但是出现全心衰竭或合并缺血性心脏病的患者射血分数可以明显下降。

4. X 线检查　X 线检查提示心脏扩大，肺动脉段饱满或突出，心脏改变主要为右心室增大，其次为左右心室均增大，严重心力衰竭时心影向两侧扩大。

（四）诊断标准

患者明确诊断甲亢，合并以下心脏异常至少一项，同时排除其他原因引起的心脏改变，并且在甲亢治疗好转后心脏异常明显好转或者消失的情况下，可以诊断甲亢性心肌病。

1. 心脏增大（全心、左心或右心增大）。

2. 心律失常，最多见的是心房颤动，且有心脏结构的改变。

3. 二尖瓣脱垂。

4. 心力衰竭（以全心衰竭或右心衰竭为主）。

（五）治疗

1. 一般治疗   一般治疗包括合理安排饮食，通常的情况下，高热量、高蛋白质、高维生素和低碘饮食作为饮食调整的选择，但也要结合患者合并的其他基础疾病，另外要注意休息，调整情绪，必要时给氧治疗。

2. 抗甲亢治疗   甲状腺的药物治疗方面与单纯甲亢患者无明显差别。目前常用的有甲巯咪唑、丙硫氧嘧啶，一般选用其中一种。但要注意在应用时及时监测血常规、肝肾功能等，定期监测甲状腺功能，及时调整药物，要充分考虑到甲亢性心肌病患者本身疾病相对较重，影响因素较多，监测相对于单纯的甲亢应该更为及时。

3. β受体阻滞剂   在甲亢性心肌病中的治疗非常重要，一方面β受体阻滞剂可以控制心率，降低心肌耗氧量，改善甲亢症状，在甲亢性心肌病早期治疗中非常关键。另一方面甲亢性心肌病患者出现心力衰竭患者常伴有心肌肥大、心室重塑，β受体阻滞剂可以改善患者的心脏预后。

4. 心脏的对症治疗   和其他心脏疾病相似，应在患者进行全面评估后，给予相应的利尿、强心等治疗措施。需要注意的是甲亢时心肌对洋地黄的耐受性增加，因此一般用量偏大，洋地黄及其他抗心律失常药物联用时应慎重，以免加重对心脏传导系统的抑制。由于甲亢本身可影响电解质的水平，故利尿剂应用时应注意防止电解质紊乱。

5. 抗凝治疗及抗血小板治疗   甲亢性心肌病患者经常合并心房颤动。对于该类患者，应充分评估血栓和出血的风险，给予适当的抗凝治疗方案。有研究表明对于甲亢合并非瓣膜性心房颤动的患者新型口服抗凝药比华法林的大出血风险更低。对于未合并心房颤动的甲亢性心肌病且无抗凝指征的患者，也应该评估患者合并的其他基础疾病情况，决定是否给予抗血小板治疗。

6. 放射碘（^{131}I）治疗   对于甲亢性心肌病患者，为预防复发，目前建议在无禁忌的情况下首选^{131}I治疗。应该注意的是年龄较小的患者（尤其小于 20 岁）、妊娠女性或甲状腺癌高危人群，不宜进行^{131}I治疗。甲亢性心肌病患者在进行^{131}I治疗治疗前应服用抗甲状腺的药物，甲状腺激素水平需下降到一定程度，且心脏情况相对稳定下,停药 4~7d 再行 ^{131}I 治疗。在给予 ^{131}I 治疗的同时,应注意给予 β 受体阻滞剂保护心脏,以此来预防放射性损伤引起的一过性甲状腺激素增高加重心脏本身的病情。^{131}I 治疗后 2 周后可根据情况加用小剂量抗甲状腺药物,并在 1 年内定期随访调整抗甲状腺药物剂量,维持甲状腺功能在正常水平。

7. 手术治疗　手术治疗一般不作为甲亢心肌病患者甲亢治疗的常规推荐。但如果患者不适合行 ^{113}I 治疗,药物治疗后反复发作或不适合长期药物治疗,胸骨后甲状腺肿,或者有压迫症状,有明确外科适应证的患者,在心脏情况稳定的情况下,也可以考虑外科手术治疗。

二、甲状腺功能减退性心肌病

甲状腺功能减退症(甲减)与心脏关系密切,甲减与动脉硬化的相关性已经广为人知。国外的研究表明,30% 的心力衰竭患者合并甲状腺激素水平的低下。另外的研究显示甲状腺功能减退与心力衰竭预后显著相关。甲减性心肌病目前逐渐受到关注。

(一)病理生理机制

1. 细胞学研究表明在甲状腺功能水平低下时心肌细胞内 ATP 酶活性降低,肌质网中钙含量减少,钙摄取和转运能力下降,依赖钙的 ATP 酶水解减少,从而使心肌的收缩及舒张能力减弱。

2. 甲减性心肌病的心脏组织学检查发现心肌肌原纤维肿胀及退行性变,心肌细胞间质黏蛋白和黏多糖沉积,毛细血管通透性增加。

3. 交感肾上腺素系统的敏感性降低可能在甲减中有重要作用,在心脏则表现为心肌细胞对儿茶酚胺的敏感性降低。

4. 动物及人体研究表明甲状腺功能水平低下可以增加外周血管阻力和动脉将硬度,损害血管内皮功能。

(二)临床表现

1. 甲减性心肌病患者除有甲减的临床表现外,可有明显气短、活动能力下降的表现,也可出现全身水肿的表现。

2. 查体可发现心脏搏动减弱、心音低钝,心脏扩大。同时表现为心动过缓,心肌收缩能力减弱,心脏收缩时间间隔延长,心排血量减少,外周阻力增加,舒张压上升,脉压减小。

3. 有时可伴有心包积液,严重患者除心包积液,还容易出现胸腔积液或腹水。重症患者还可以出现黏液水肿性心肌病。

（三）辅助检查

1. 实验室检查

（1）甲状腺功能检查符合甲减，T_4 和 FT_4 水平降低。原发性甲减患者 TSH 水平升高，继发性甲减患者 TSH 正常或者降低。甲状腺自身抗体的检查有助于判断甲减的原因。

（2）1/4 的甲减患者合并贫血，多数为轻度或中度正色素或低色素贫血。可有血沉增快。血胆固醇水平增高，低密度脂蛋白胆固醇、甘油三酯、载脂蛋白 B 水平升高，高密度脂蛋白胆固醇水平降低或变化不明显。肌酸激酶和乳酸脱氢酶可表现为升高。

（3）心包积液的检查提示蛋白含量高，有胆固醇结晶，呈亮黄色，比重高，细胞成分不多。

2. 心电图检查　心电图检查可表现为：窦性心动过缓、低电压、T 波地平或倒置、PR 间期延长、QT 间期延长等。

3. 心脏超声　超声检查可提示有心脏扩大，心肌收缩力下降，收缩时间延长。有时有心包积液和射血分数下降。

4. X 线检查　X 线检查提示有心脏扩大，有时可发现胸腔积液。

（四）诊断

目前甲减性心肌病诊断主要参考以下五个方面的条件。

1. 实验检查明确诊断甲减。

2. 影像学检查提示心脏扩大。

3. 心电图表现为窦性心动过缓、低电压、T 波地平或倒置、PR 间期延长、QT 间期延长。

4. 甲状腺激素替代治疗后心脏病变明显好转或者消失。

5. 心包积液或心脏收缩时间间隔延长有助于甲减性心肌病的诊断。

（五）治疗

1. 替代治疗　甲状腺激素的替代治疗是甲减性心肌病治疗的核心。

（1）甲状腺激素替代治疗宜小剂量起始，甲减的病情越重，病程越长，开始剂量需越小，一般建议 L-T_4 从 12.5~25μg 作为起始剂量。

（2）甲减性心肌病的患者由于合并高脂血症，经常容易伴发冠心病，补充甲状腺激素可能会引起心率明显增快，甚至诱发心绞痛。该类患者尤其要注意从小剂量开始。对于服药后心率明显加快的患者要注意减慢加量的速度，必要时退回上一个剂量。如果患者小剂量仍不能耐受,可考虑加用 β 受体阻滞剂,增加患者对甲状腺激素的耐受能力。

(3)补充甲状腺激素剂量是否合适除根据甲状腺功能检查的结果外,应注意结合患者症状和体征的变化综合考虑。甲状腺功能检查中 TSH 最为敏感和准确,原发性甲减可作为重要的治疗参照指标,但继发性甲减的患者不能以此来调整甲状腺激素的剂量。

2. 心脏对症治疗及其他治疗　心脏对症治疗指综合评估心脏情况给予利尿、强心等治疗,应该注意的是甲减时洋地黄类药物排出率减少,常用剂量仍有洋地黄中毒的风险,应需要密切关注。其他治疗主要是合并的其他基础疾病的综合治疗。

(冯新星　陈燕燕)

第 19 章

糖尿病心肌病

一、概　　述

糖代谢异常与心血管疾病之间存在着密切的内在联系。糖尿病患者患心血管疾病的风险是无糖尿病者的 2~4 倍。糖尿病是最重要的心血管危险因素之一，糖尿病患者发生致死性 / 非致死性心血管事件的危险性显著高于一般人群。目前糖尿病流行趋势急剧增加可能是造成全球心血管疾病患病率居高不下的一个很重要的原因。据统计，目前全球糖尿病患者约有 4.6 亿，中国糖尿病患者人群接近 1.2 亿。糖尿病很早就被认识到是心力衰竭（心衰）的重要危险因素，Framingham 心脏研究中发现在同龄男性糖尿病患者发生心衰的风险是非糖尿病患者的 2 倍，而同龄女性糖尿病患者发生心衰的风险是非糖尿病患者的 5 倍。

1. 概念　糖尿病心肌病是在 1972 年由 Rubler 等首先提出的，当时他们对糖尿病肾小球硬化症的 4 例心衰患者尸解，发现这些患者除糖尿病外无其他明确引起心衰的原因，从而提出了糖尿病心肌病的概念。目前被人们所接受的糖尿病心肌病的定义为有明确糖尿病病史，同时有明确的心肌结构和功能改变，排除缺血性疾病、高血压及其他可能引起心肌病变的疾病。

2. 病理特征　糖尿病心肌病患者病理学尸检显示其病理特征：心肌细胞肥大、间质纤维化和 PAS 阳性的物质浸润，冠状小动脉基底膜增厚，心肌内可见微血管病变。典型的糖尿病心肌病病理改变特征：接近正常的左心室舒张末期容积；左心室重量及室壁厚度增加；心肌肥厚及纤维化；心肌细胞脂肪沉积。典型的功能改变特征：舒张功能受损而收缩功能受损不明显，心室壁弹性减弱。

二、发 病 机 制

1. 高血糖对心肌的毒性作用　高血糖不仅可以损伤心肌细胞，也可以引起成纤维细胞以及内皮细胞的损伤。高血糖可以通过电子链使活性氧(ROS)产生增多，后者可以诱发心肌细胞的凋亡。ROS 可以激活聚腺苷酸二磷酸核糖转移酶(PARP)，引起糖基化增加并抑制磷酸甘油醛脱氢酶(GAPDH)，使糖酵解过程转变为引起心肌细胞损伤的级联反应，包括糖基化终末产物的产生增加，以及己糖胺通路和多元醇通路的激活、蛋白激酶(PKC)的产生增加。高血糖引起的 ROS、PARP、糖基化终末产物、醛糖还原酶产生增加均可以诱发细胞凋亡，同时可以引起细胞外基质的结构改变，以及 ryanodine 受体和肌质网钙泵 ATP 的表达和功能的改变，从而使心肌的舒张和收缩功能受损。

2. 脂毒性作用对心肌的影响　糖尿病患者中肝细胞脂肪合成的增加和脂肪细胞脂肪分解的增加使循环中脂肪酸和甘油三酯的水平增加。高胰岛素血症和高脂血症可以使脂肪酸进入心肌细胞增多，当超过细胞的脂肪酸氧化能力后，就会产生脂毒性。包括以下三个机制：①氧化的脂肪酸水平增加可增加线粒体的膜电位，使 ROS 的产生增加，ATP 的合成减少，线粒体功能障碍，心肌细胞凋亡增加。②神经酰胺的产生增加可以通过对线粒体呼吸链的抑制来诱发心肌细胞的凋亡。③心肌细胞内脂肪酸水平增加可以引起 K 通道的开放，从而引起动作电位时间的缩短和 L 型钙通道的开放，肌质网钙泵钙的储存受到影响，最终心肌的收缩功能受损。

3. 高胰岛素血症对心肌的毒性作用　心肌收缩的 2/3 的能量来源于脂肪酸氧化，1/3 来源于葡萄糖和乳酸的代谢。在高胰岛素和胰岛素抵抗情况下葡萄糖利用受限，心肌能量代谢更多依赖于脂肪酸氧化，葡萄糖转运蛋白 -1(GLUT-1)和葡萄糖转运蛋白 -4(GLUT-4)减少，最终导致心脏的能量代谢效率降低。

4. 钙稳态的破坏　心肌细胞钙代谢的精细调节是维持心脏收缩功能的核心环节。氧化应激、长链乙酰肉毒碱的聚集、细胞脂膜成分的改变都可以影响心肌钙离子稳态。在动物实验中可以看到糖尿病心肌细胞钙泵 ATP 酶、钠钾 ATP 酶和钠钙交换、ryanodine 受体功能的改变以上的机制均参与了糖尿病心肌病的形成。

5. 肾素 - 肾素血管紧张素 - 醛固酮系统功能异常　肾素 - 肾素血管紧张素 - 醛固酮系统(RASS)与糖尿病进展为心衰密切相关。

研究表明糖尿病患者中 RASS 上调与心肌肥厚和纤维化形成相关。血管紧张素通过血管紧张素受体 -1 直接作用于心肌细胞和心脏的成纤维细胞,引起心肌肥厚和纤维化。

6. 微血管病变对心肌影响   微血管病变是糖尿病的主要并发症之一。研究表明冠脉微血管病变可以加重糖尿病患者心脏的间质纤维化,而微血管病变引起内皮功能障碍可能是糖尿病心肌病进展的重要原因之一

7. 脂肪因子的作用   瘦素可以作用于中枢神经系统调整人的摄食,作用于周围组织调整能量代谢。瘦素在糖尿病心肌病中研究结果不是完全一致。有研究认为瘦素可以引起负性肌力作用,从而降低心肌工作效率。另有研究则认为瘦素可以减少脂毒性以及缺氧环境对心肌的影响而保护心肌。脂联素水平与胰岛素敏感性、胰岛素抵抗、高血压、高血脂等密切相关。低水平的脂联素与心梗、冠心病和心衰相关。高水平的抵抗素被研究表明通过对心脏代谢的影响使心脏功能受损。

8. FoxO 蛋白   叉形头转录因子(FoxO)蛋白已经成为心肌细胞中胰岛素和其他生长因子重要的作用靶点,对胰岛素信号通路控制起着重要作用。FOXO 蛋白参与了心肌细胞重塑、自噬、凋亡、代谢调节、氧化应激和细胞周期控制多个环节。FOXO 家族(FoxO1、FoxO3、FoxO4),在心功能的维持以及心脏的应激反应中起着关键作用。

三、诊   断

糖尿病心肌病的诊断主要有以下四点:

1. 明确的糖尿病病史。

2. 有心脏超声、CMR 等检查支持的心肌结构和功能改变的证据。

3. 排除缺血性疾病、高血压及其他可能引起心肌病变的疾病。

4. 如果有可能病理活检可以提供进一步明确诊断的证据。

四、治   疗

(一)生活方式干预

生活方式干预是糖尿病控制的基础。饮食和运动干预对糖尿病心肌病治疗是有益的,在改善血糖控制的同时可以改善胰岛素敏感性。控制体重有助于减轻心脏负荷,提高生活质量。

（二）药物治疗

1. 降糖药物治疗　控制血糖可以改善高糖毒性，减轻胰岛素抵抗，同时预防和改善糖尿病微血管病变，从而最终有益于控制糖尿病心肌病。

（1）二甲双胍被认为可以激活腺苷酸活化蛋白激酶（AMPK），而 AMPK 在心脏代谢和能量代谢中具有重要的作用，因此二甲双胍治疗可能会通过改善心肌代谢而使糖尿病心肌病患者获益。

（2）肠促胰素，例如胰高糖素样肽 -1（GLP-1）激动剂，被研究表明具有心脏保护作用。目前部分 GLP-1 类似物已经在多项糖尿病研究中显示出显著的心血管获益，且该获益独立于改善血糖之外，进一步分析表明可能与其他代谢水平的改善、体重控制、炎症反应等多个机制相关。这类药物在糖尿病心肌病患者中的应用具有重要的前景。

（3）SGLT-2 抑制剂是糖尿病降糖领域里程碑的药物。该类药物除降糖之外，具有改善血压、血脂、利尿、减重等多方面的作用。多项大型循证医学证据均表明该类药物可以改善糖尿病患者的心血管预后。虽然不同的研究由于在入组人群的差异，在改善心血管预后方面的证据不尽一致，但在改善心衰的预后方面却有显著的一致性。多个国际及国内指南均推荐该类药物在糖尿病合并心血管疾病尤其是合并心衰患者中的应用。该类药物的出现为糖尿病心肌病的治疗提供了新的方向。

2. RASS 阻滞剂　已有研究证明 RASS 阻滞剂不仅能够降低血压，而且能够减轻胰岛素抵抗，并改善心肌舒张功能。

3. 他汀类药物　他汀类药物从可以抑制胆固醇合成，同时抗炎症反应和抗氧化应激的作用，另外的研究表明他汀类药物可以改善心脏左心室功能及抑制心肌纤维化。

4. β 受体阻滞剂　β 受体阻滞剂是心衰治疗的基石。尤其是对于糖尿病心肌进展到中晚期的患者 β 受体阻滞剂仍然是重要的治疗药物。

5. 其他药物　曲美他嗪、雷诺嗪、胺碘酮等作为游离脂肪酸代谢调节剂可以改善脂毒性，从而有可能使糖尿病心肌病患者获益。白藜芦醇是烟酰胺腺嘌呤二核苷酸依赖的去乙酰化酶沉默信息调节因子 2 相关蛋白 1（Sir-1）激活剂，不仅可以改善胰岛素敏感性的作用，还可以通过对 Sir-1 的作用调整 FoxO-1 转录因子的活性，改善糖尿病心肌病患者的代谢。

（三）干细胞和基因治疗

干细胞技术的进展为糖尿病心肌病患者的治疗提供了更好的前景。随着基因科学的发展，精准医学领域的突飞猛进，未来有理由期待糖尿病心肌病的治疗会在精准医学指引下取得重要的突破。

（冯新星　陈燕燕）

第 20 章

缺血性心肌病

一、概　　述

缺血性心肌病（ischemic cardiomyopathy，ICM）是指由于长期心肌缺血导致心肌局限性或弥漫性纤维化，从而产生心脏收缩和/或舒张功能受损，引起心脏扩大或僵硬、慢性心力衰竭、心律失常等一系列临床表现的临床综合征。缺血性心肌病属于冠心病的一种类型，其心肌改变继发于冠状动脉疾病，2018 年中国稳定性冠心病诊断与治疗指南将缺血性心肌病纳入其中。

随着医疗水平的提高，心肌梗死等心脏疾病患者的生存期延长，导致我国心力衰竭的患病率呈升高趋势，目前冠心病已成为心力衰竭的主要病因。缺血性心肌病的预后主要与冠状动脉病变严重程度及心室功能障碍程度相关，因此治疗的主要目标包括改善心肌缺血及延缓心功能恶化。

二、临 床 表 现

缺血性心肌病的主要临床表现包括心肌缺血及心功能不全，症状为心绞痛、活动耐力下降、呼吸困难、水肿等，此外可出现心律失常及体循环栓塞等表现。心绞痛通常无特异性体征，体格检查需注意心功能不全的表现，可能发现心脏增大、心脏杂音、S3奔马律、肺部啰音、颈静脉怒张、外周水肿等，严重时可有组织低灌注征象。代偿良好的患者可以无明显症状和体征。病史询问需要关注患者既往与冠心病相关的事件包括心肌梗死史及血运重建史，并注意是否伴有心律失常、瓣膜功能障碍等合并的临床情况。

179

三、辅 助 检 查

1. 实验室检查 建议进行血常规、电解质、肝肾功能、血糖、糖化血红蛋白、血脂、心肌损伤标志物、BNP 和 / 或 NT-proBNP 等检查，临床怀疑甲状腺功能异常可进行甲状腺功能测定。

2. 心电图及 24h 动态心电图 心电图能够提供心肌缺血、心肌梗死、心律失常等信息，但静息心电图正常不能除外心肌缺血。24h 动态心电图有助于发现无症状心肌缺血及心律失常。

3. 超声心动图 评估心脏结构和功能，可提供房室容量、左右心室收缩和舒张功能、左心室射血分数、室壁运动、室壁厚度、瓣膜功能、心包情况和肺动脉高压等信息。缺血性心肌病患者常见节段性室壁运动异常、心脏扩大、左心室射血分数下降等表现，左心室射血分数也可保留，超声心动图还可提供关于陈旧心梗、室壁瘤形成、瓣膜功能障碍、心腔血栓等相关信息。此外超声心动图检查有助于排除其他结构异常如瓣膜病、HCM 等。

4. X 线胸片 可提供肺淤血 / 水肿、胸腔积液和心脏增大等信息，并有助于鉴别肺部疾病。

5. 冠状动脉造影 / 冠状动脉 CT 冠状动脉造影检查是评估冠状动脉病变的金标准，可明确有无冠状动脉病变，判断冠状动脉病变的部位范围及严重程度，鉴别缺血性及非缺血性心肌病，并为血运重建方案提供依据。冠状动脉 CT 作为替代的无创影像学检查手段可对冠状动脉病变进行评估。

6. CMR 检查 可较超声心动图提供更为准确的心脏形态、结构、功能、心肌活性等信息，通过钆延迟增强显像（LGE）可以显示心肌纤维化。缺血性心肌病患者 LGE 延迟强化显示的心肌瘢痕纤维化通常分布于缺血梗死区域的心内膜下，也可为透壁改变，这一典型表现可与其他非缺血性心肌病相鉴别。CMR 检查还有助于识别 / 除外其他结构性心脏疾病。

7. 核医学检查 SPECT 及 PET 检查可显示心肌灌注及代谢，评估心肌缺血范围及存活心肌情况。

8. 其他 负荷心电图、负荷超声心动图、负荷心肌显像、心肺运动试验、6min 步行试验等。

四、治　　疗

1. 药物治疗 缺血性心肌病患者进行药物治疗的主要目的包

括缓解症状、改善缺血,以及预防心血管事件、改善预后。缓解症状药物应与改善预后药物联合应用。

缓解缺血症状的药物主要包括 β 受体阻滞剂、硝酸酯类药物和 CCB,此外尼可地尔、曲美他嗪、雷诺嗪、伊伐布雷定等药物可作为心绞痛治疗的二线药物。利尿剂可缓解心力衰竭患者的液体潴留症状。抗血小板药物及调脂药物对于预防缺血事件有重要作用。抗血小板药物包括阿司匹林及 P2Y12 受体拮抗剂(氯吡格雷、普拉格雷、替格瑞洛),双联抗血小板药物治疗(DAPT)疗程根据 ACS 病史及 PCI 史结合缺血 / 出血风险评估决定,如合并心房颤动则应评估抗凝治疗方案。调脂药物首选他汀类药物,如治疗不达标可与其他降脂药物(如依折麦布)联合应用。改善预后药物包括 ACEI/ARB、β 受体阻滞剂、醛固酮受体拮抗剂,对于适宜的患者可应用 ARNI 代替 ACEI,符合适应证的患者可加用伊伐布雷定控制心率。优化的抗缺血、抗心力衰竭药物治疗是缺血性心肌病治疗的基石。

2. 血运重建治疗 缺血性心肌病患者通过血运重建治疗改善心肌供血,有助于心功能恢复,进而改善预后。与单纯药物治疗相比,血运重建治疗可减低缺血性心肌病心力衰竭患者的远期死亡率。血运重建的目的包括缓解缺血症状及改善预后。

基于国内外指南推荐,对于经优化药物治疗仍有心绞痛及心肌缺血证据的患者建议行冠状动脉血运重建;对于伴有明显左心室收缩功能障碍的缺血性心肌病患者,如冠状动脉解剖条件适宜,建议行血运重建治疗。缺血性心肌病患者常合并严重、弥漫的冠脉病变及收缩功能减低,围术期风险增高是需要考虑的问题。血运重建策略的制定,需要考虑冠状动脉病变解剖、左心室收缩功能、心肌缺血面积、存活心肌情况、是否合并瓣膜功能障碍及室壁瘤等一系列因素,并结合患者状态及合并症,充分权衡手术获益及风险,由心脏团队商讨决定。由于心室功能障碍可能与顿抑 / 冬眠心肌有关,通过血运重建可得到逆转,因此心肌活力评估可能有助于筛选血运重建获益人群。但 STICH 研究显示,对于左心室射血分数下降的冠心病心力衰竭患者,无论是否进行血运重建,存活心肌与收缩功能改善有关,但并不改变长期结局,这一结果提示存活心肌评估不能作为血运重建获益的唯一参考。缺血性心肌病患者血运重建方式具体选择冠状动脉旁路移植术(CABG)或经皮冠状动脉介入治疗(PCI)的优劣尚无定论,有待进一步临床研究提供证据,可根据冠状动脉病变解剖特点及患者手术风险评估由心脏团队制订个体化的治疗方案。

3. 其他治疗   对缺血性心肌病患者应进行生活方式及危险因素管理。当发生急性冠脉综合征以及急性心力衰竭时基于相应指南进行处理。器械治疗主要包括心脏再同步治疗（CRT，纠正心脏失同步以改善心力衰竭）及植入型心律转复除颤器（ICD，心脏性猝死的一级或二级预防）；对于具有心脏起搏治疗适应证者，在常规植入起搏器前注意评估是否合并有 ICD 或心脏再同步治疗起搏器 / 除颤器（CRT-P/CRT-D）适应证。

（杨瑶瑶）

第 21 章

Takotsubo 综合征

一、概　　述

Takotsubo 综合征（TTS）是一组以急性、一过性的左心室壁运动障碍为特征的临床综合征，通常可由一系列情绪或躯体应激因素诱发，症状与急性冠脉综合征相似，但却不伴有与室壁运动障碍相对应的冠状动脉阻塞性病变。该病于 1990 年由日本学者首先报道，因左心室造影典型表现酷似"章鱼篓"而得名，又称应激性心肌病、心碎综合征、心尖球形综合征等，近年来逐渐引起临床医师的重视。

TTS 的患病率尚不确切，数据显示 2008 年美国住院患者中该病患者比例为 0.02%。在怀疑为急性冠脉综合征的患者中 1%~2% 最终诊断为 TTS。该病多见于绝经期女性，女性患者占比 90% 左右，约 2/3 患者发病前有明确的应激诱因，女性患者以情绪诱因较为常见，男性患者则以躯体诱因多见，躯体诱因包括体力运动及多种疾病、手术操作等。

尽管 TTS 的发病机制尚未完全明确，但是目前认为交感过度激活是其核心环节，儿茶酚胺过度释放导致心肌顿抑，进而出现室壁运动障碍，其具体机制推测与斑块破裂、多支冠状动脉痉挛、微循环障碍、儿茶酚胺的心肌细胞毒性、心肌生存通路激活等有关。雌激素水平减低、遗传因素、精神及神经系统疾病等可能增加疾病的易感性。

二、临 床 表 现

TTS 的临床症状与急性心肌梗死相似，包括胸痛、气短、头晕、晕厥等。尽管 TTS 被认为是一过性病变，心室功能障碍通常可在数周内恢复，但是急性期仍可出现严重并发症表现，如急性心力衰竭、心源性休克、左心室流出道梗阻、二尖瓣反流、心律失常（室性心动过速、心室颤动、心房颤动、房室传导阻滞等）、心室血栓形成、卒中、室间隔穿孔及游离壁破裂、心搏骤停等。体征可包括呼吸急促、低血压、心动过速、皮肤湿冷、脉压减小、颈静脉怒张、肺部听诊湿啰音、心脏听诊收缩期杂音（流出道梗阻及二尖瓣反流）、S3 奔马律等。需要注意的是，由躯体应激如严重急性疾病或手术操作诱发的 TTS，临床症状可能被原发疾病所掩盖，仅表现为意识状态及血流动力学恶化。

三、辅 助 检 查

1. 实验室检查

（1）心肌损伤标志物升高：绝大多数病例出现肌钙蛋白 I 及肌钙蛋白 T 水平升高，但与急性心肌梗死相比其峰值通常偏低，早期肌钙蛋白水平较高与住院期间不良结局相关。CK-MB 多为轻度升高。

（2）BNP、NT-proBNP 升高，反映室壁运动障碍，通常在发病后24~48h 达峰值，数月后逐渐降至正常。

2. 心电图　多数病例可表现为 ST 段抬高、T 波倒置，并出现QT 间期延长，急性期表现常需与急性前壁 ST 段抬高型心肌梗死相鉴别，如同时伴有 aVR 导联 ST 段抬高对 TTS 诊断较为特异。此外心电图可见各类型心律失常表现，随 QT 间期延长甚至可发生尖端扭转型室性心动过速。ST 段压低相对少见（<10%），因此如出现 ST段压低需考虑急性冠脉综合征可能性。

3. 超声心动图　典型表现为心尖部（最为常见）、心室中部运动减弱伴随心室基底部运动代偿性增强，基底及局灶室壁受累的类型较为少见，室壁运动异常的范围超过单支冠脉供血区域，左心室收缩功能减低。此外超声心动图可以探查常见并发症如左心室流出道梗阻及二尖瓣反流的表现，并评估有无右心室受累。左心室收缩异常通常在 4~8 周恢复。

4. 冠状动脉造影及左心室造影　由于临床表现酷似急性心肌梗死，多数 TTS 患者接受了急诊冠状动脉造影检查，冠状动脉造影可以直观判断冠脉病变，并可通过血管内超声（IVUS）等手段除外斑块破裂、冠脉血栓形成等情况，通常 TTS 患者不伴有急性阻塞性冠脉病变。研究显示约 10% 患者同时合并冠心病，但冠状动脉造影所见其冠脉病变程度及范围与 TTS 室壁运动障碍不相匹配。TTS 根据受累部位可分为 4种类型：为心尖部、心室中部、基底及局灶室壁受累，左心室造影可见相应部位运动减低，以心尖部受累最为常见，典型表现呈"章鱼篓"样。由于 TTS 可伴有左心室流出道梗阻，建议进行流出道压差测定。

5. 冠状动脉 CT　对于病情危重、合并其他严重基础病变（例如颅内出血、卒中、肿瘤终末期等）而无法耐受有创冠状动脉造影检查的患者，冠状动脉 CT 作为替代的无创检查手段可以对冠状动脉病变及室壁运动障碍进行评估。此外，对于已完善过冠状动脉造影检查但怀疑 TTS 复发的患者，以及发病时考虑急性冠脉综合征可能性较低的稳定患者，也可考虑进行冠状动脉 CT 检查。

6. CMR　可判断室壁运动障碍的部位及范围、测量左心室及右心室功能，并显示心肌组织的炎症水肿、坏死及纤维化，同时有助于发现心包积液、心腔血栓等情况。TTS 患者 CMR 检查的特异表现包括典型的节段室壁运动障碍、心肌水肿（T2 高信号），但钆延迟增强显像（LGE）通常不显示延迟强化，提示不伴有不可逆的心肌瘢痕纤维化。心肌水肿出现于收缩功能障碍的室壁区域，反映组织损伤的程度和范围。而 LGE 未见明显延迟强化的表现有助于与急性冠脉综合征（可见相应冠状动脉供血区域出现心内膜下或透壁延迟强化）及心肌炎（常见心外膜下及心肌片状延迟强化）相鉴别。

7. 核素显像　SPECT 及 PET 检查可显示心肌受累区域代谢减低而灌注通常正常或仅轻度减低。反映交感神经活性的 ^{123}I-MIBG SPECT 显像可提示心肌受累区域交感支配减低，而灌注基本正常。

四、诊　　断

由于临床表现与急性心肌梗死极为相似，TTS 的诊断常具有很大挑战性，目前尚缺乏快速可靠的无创诊断工具，冠状动脉造影及左心室造影被认为是确诊或除外 TTS 的"金标准"。既往有多种 TTS 诊断评分标准但缺乏共识，2018 年 ESC 发布的 TTS 国际专家共识提出的 InterTAK 诊断标准目前较为常用（表 21-1）。共识指出，对于 ST 段抬高的患者建议行急诊冠脉造影及左心室造影以除外急性心肌梗死，对于不伴 ST 段抬高的患者进行 InterTAK 诊断评分（表 21-2），≤ 70 分提示低至中度 TTS 可能性，>70 分提示 TTS 高度可能性。建议低可能性患者行冠脉造影及左心室造影，对于高可能性患者，根据超声心动图是否提示典型的室壁运动障碍以及患者病情是否稳定，决定是否行冠状动脉造影及左心室造影或采用无创的冠状动脉 CT 检查，对于急性心肌炎可疑患者建议进行 CMR 检查以鉴别。如影像学检查提示冠脉正常，伴有典型的心尖气球样室壁运动异常，且不伴有可疑的急性心肌炎征象，TTS 是最可能的诊断，经后续随访室壁运动障碍恢复则可得到确证。

表 21-1   InterTAK 诊断标准

1. 患者表现为一过性*左心室功能障碍(运动减低、消失或异常运动),可累及心尖部、心室中部、基底或局灶室壁。右心室亦可受累。各类型室壁运动障碍可相互转化。室壁运动障碍通常超过单一冠脉供血区域,但少数局灶室壁受累病例可符合某一冠脉供血区域#
2. TTS 发病前有情绪、躯体或联合的应激诱因,但并非必须条件
3. 神经系统疾病(如蛛网膜下腔出血、卒中/短暂性脑缺血发作或癫痫发作)及嗜铬细胞瘤可成为 TTS 的诱因
4. 新发心电图异常改变(ST 段抬高、ST 段压低、T 波倒置及 QTc 间期延长),但罕见情况下心电图可无改变
5. 心肌损伤标志物(肌钙蛋白及肌酸激酶)水平多为适度升高,脑钠肽水平常见显著升高
6. 明显的冠状动脉病变与 TTS 并不矛盾,两者可同时存在
7. 不伴有感染性心肌炎的证据#
8. 绝经后女性发病最为多见

注:*室壁运动异常可能延迟存在一段时期,或无法记录到恢复表现。例如,在获得恢复证据前患者死亡。# 建议行 CMR 以除外感染性心肌炎及明确 TTS 诊断(2018 Takotsubo 综合征国际专家共识)。

表 21-2   InterTAK 诊断评分

女性	25 分
情绪诱因	24 分
躯体诱因	13 分
不伴有 ST 段压低*	12 分
精神疾病	11 分
神经系统疾病	9 分
QTc 间期延长	6 分

注:总分 100 分,≤ 70 分提示 TTS 低至中度可能性,>70 分提示 TTS 高度可能性。*aVR 导联除外。本评分并不包括嗜铬细胞瘤诱发的 TTS,因其更常见不典型表现(2018 Takotsubo 综合征国际专家共识)。

五、急性期治疗

由于尚缺乏足够的临床研究数据支持,TTS 的治疗策略大多基于临床经验及专家共识。由于起病时与急性冠脉综合征难以鉴别,建议患者转运至具备心导管检查能力的心脏中心并给予基于指南的急性冠脉综合征处理。

尽管 TTS 被认为是一种可逆性疾病,心室功能障碍可在数周后恢复,以支持治疗为主,但是急性期仍有约 1/5 的患者伴有严重的并发症,如急性心力衰竭、心源性休克、心律失常、左心室流出道梗阻、心室血栓、心肌穿孔破裂等,住院期间死亡率可达近 5%。因此急性期治疗的关键在于密切监测病情及血流动力学情况,积极控制危及生命的严重并发症。对于合并急性心力衰竭及心源性休克的患者,药物治疗以外可以考虑应用主动脉球囊反搏(IABP)、左心室辅助装置、体外膜肺氧合(ECMO)等进行器械支持,但部分研究显示 IABP 可能使左心室流出道梗阻的血流动力学恶化。约 20% 病例合并左心室流出道梗阻,因此应用正性肌力药物及血管活性药物时需要警惕。由于 TTS 发病机制与交感激活、儿茶酚胺水平升高相关,应用 β 受体阻滞剂至左心室功能恢复是合理的治疗选择,但尚缺乏临床研究数据支持。此外 β 受体阻滞剂有助于改善左心室流出道梗阻,但不宜应用于心源性休克、低血压、心动过缓及传导阻滞等情况。TTS 患者常见 QTc 间期延长,因此需谨慎应用影响 QTc 间期的药物,警惕发生尖端扭转型室性心动过速。部分研究显示左西孟旦可作为替代儿茶酚胺类的正性肌力药物应用于 TTS 患者。由于收缩功能减低及室壁运动障碍可增加心室血栓及体循环栓塞的风险,尽管缺乏相关研究证据,对此类患者进行抗凝治疗可能是合理的。对于应激诱发因素为严重基础疾病的 TTS 患者,需要同时积极控制原发病。

六、患者管理

关于 TTS 长期预后的数据尚不充分且存在差异,复发并不少见,部分研究显示约 5% 病例可出现复发,可于初次发病后数周至数年发生,且诱因及临床类型可与初次发病不同。一项大样本国际多中心注册研究显示应用 ACEI/ARB 类药物可改善 1 年随访生存率。但目前尚无证据支持长期应用 β 受体阻滞剂可改善预后或预防复发。鉴于 TTS 综合征患者合并精神疾病(如抑郁、焦虑等)常见,评估及干预精神疾病可能对远期预后有益。

(杨瑶瑶)

第 22 章

心动过速性心肌病

一、概　　述

心动过速性心肌病（tachycardiomyopathy，TCM）是一类由心律失常诱发的、可逆的非缺血性心肌病。TCM 定义为由快速性的和 / 或非同步、不规律的心肌收缩诱发的心脏功能障碍，心房及心室功能均可受累，而当心律失常诱因得到纠正后心脏功能障碍可完全或部分逆转。心脏功能障碍既可以完全由心律失常诱发，也可以在原有心脏疾病基础上因心律失常而进一步恶化。TCM 的确切患病率尚不明确，胎儿至成人各年龄组均可发病。

目前 TCM 的发病机制尚未完全阐明，主要机制可包括亚临床心肌缺血、能量代谢异常、氧化还原应激以及钙过载等。尽管 TCM 与其他非缺血性心肌病如 DCM 的临床表现可能相似，研究显示其线粒体分布代谢情况却存在明显差异。在动物模型中，持续高频率心房或心室起搏导致的心室功能障碍还与心肌电生理改变如动作电位延长、自发室性心律失常等有关。持续的左束支阻滞可导致间隙连接侧偏，从而促发功能性各向异性及细胞凋亡。各种机制引起的分子及细胞水平改变最终导致心脏结构改变及功能障碍。

与其他心肌病变不同，通过适当的治疗后 TCM 患者的心功能障碍是完全或部分可逆的，因此及时识别 TCM 并积极控制心律失常对于改善预后有至关重要的作用。诊断 TCM 的困难在于心律失常及心功能不全的发生顺序及因果关系常难以判断，心律失常纠正后心功能恢复有助于回顾性地明确诊断。对于新近诊断左心室功能不全的患者，如果有证据提示合并持续或频发的心动过速或频发室性期前收缩等心律失常，不伴有其他导致心功能减低的明确因素，应考虑 TCM 的可能性。

二、临 床 表 现

TCM 的主要临床表现为心功能不全，症状包括呼吸困难、活动耐力下降、水肿等，需要注意的是患者就诊时并不一定同时伴有心律失常相关症状如心悸、头晕、黑矇等。体格检查可发现心脏增大、颈静脉怒张、外周水肿、肺部啰音、S3 奔马律等，并可伴有心律不齐、心动过速。询问病史时需关注心律失常及心功能不全症状的时间顺序，TCM 的心功能恶化晚于心律失常发生，然而无基础心脏疾病的患者早期可能对心律失常较为耐受，甚至无明显自觉症状，直至出现心功能不全才就诊，这对病情判断可能造成困难。

三、辅 助 检 查

1. 实验室检查　常规进行血常规、血生化（电解质、肝肾功能）、心肌损伤标记物、BNP 和 / 或 NT-proBNP、尿常规等检查，当怀疑甲状腺功能异常与病因相关时可进行甲状腺功能检测。研究显示 NT-proBNP 水平及基线与随访时 NT-proBNP 的比值有助于鉴别 TCM 与其他不可逆的扩张型心肌改变。

2. 心电图及 24h 动态心电图　一系列快速性及不规律的心律失常均可导致 TCM，如心房颤动、心房扑动、房性心动过速、室上性心动过速、室性心动过速、频发室性期前收缩、左 / 右束支阻滞等，进行心电图及 24h 动态心电图检查可提供心率、节律等信息，评价心律失常的类型及负担程度。

3. 超声心动图　可明确心脏的结构及功能、瓣膜、心包情况，测定左心室射血分数，获得无创血流动力学数据。TCM 的超声心动图表现可与 DCM 相似，但左心室扩大程度相对较轻，通常不伴有心肌肥厚及其他显著的结构性异常，左心室收缩功能可于心律失常控制后数月恢复，而心律失常再发后左心室射血分数可再次迅速下降。

4. CMR 检查　除了对心脏结构及功能提供准确信息外，钆延迟增强显像（LGE）可反映心肌纤维化程度。对于 TCM 患者进行 CMR 检查有助于除外固有的心脏结构性疾病。如 LGE 显示延迟强化，可能提示伴有部分不可逆的心肌瘢痕纤维化改变。

四、治　　疗

TCM 的治疗包括针对心律失常的治疗及针对心功能不全的常

规治疗两方面。由于心律失常控制后心功能不全是完全或部分可逆的,一旦诊断 TCM,应当采取积极措施治疗心律失常。具体治疗策略取决于致病心律失常的类型,可选择心率/节律控制策略,主要治疗手段包括药物治疗及导管消融治疗。右心室起搏也可导致心力衰竭恶化,采用双心室或希氏束起搏方式有助于改善心功能。除胺碘酮外,其他抗心律失常药物在已发生心功能不全的患者中应用都存在一定程度受限,药物治疗 TCM 的安全性及有效性数据尚不充分。随着导管消融技术的发展,其治疗地位不断提高,对于通过导管消融可能根治或恢复窦律的心律失常(包括心房颤动、心房扑动、房性心动过速、室上性心动过速、室性心动过速、室性期前收缩等),常积极选择导管消融治疗。

1. 室上性心动过速　广义的室上性心动过速包括一系列心律失常,其中房性心动过速及心房扑动是常见的 TCM 诱因。对于室上性心动过速诱发的 TCM,如通过导管消融可能根治则建议选择导管消融治疗;当导管消融治疗失败或不适宜进行时,应用 β 受体阻滞剂治疗有助于改善射血分数下降的心力衰竭预后;对于无法进行导管消融且药物治疗不能控制的 TCM,可考虑于房室结消融后行双心室或希氏束起搏。

2. 心房颤动　心房颤动是目前研究最多的与 TCM 相关的心律失常,持续性心房颤动与心力衰竭风险增加有关,节律控制对于左心室重构的积极作用优于单纯心率控制,维持窦性心律对于左心室功能恢复有重要的作用。近年部分研究显示伴心功能不全的心房颤动患者进行导管消融对左心室射血分数的改善优于药物治疗,可降低死亡率及住院率,导管消融维持窦性心律的效果优于应用胺碘酮,因此对于伴有射血分数减低心力衰竭的有症状心房颤动患者可选择导管消融治疗。但心房颤动的治疗策略选择涉及复杂的临床情况,仍待更进一步的临床研究提供数据支持,此外如药物治疗、导管消融等手段仍不能控制,必要时可进行房室结消融及起搏治疗。

3. 频发室性期前收缩(室早)　对于频发室早诱发 TCM 的患者,通常认为室早负荷超过总心搏数的 15% 可能导致左心室功能受损,如药物治疗无效或不耐受,以及患者不愿接受药物治疗,可选择导管消融治疗,药物治疗(如 β 受体阻滞剂、胺碘酮)可能有助于预防心律失常复发及改善左心室功能。当室早负荷 <5 000 次/d 时心功能可得到改善,由于室早特别是多源室早可能难以完全消除,减低室早负荷是治疗的一项重要目标。

心律失常得到有效控制后，TCM 左心室收缩功能大多可于 3 个月左右得到恢复。部分情况下即使左心室射血分数恢复正常，左心室重构的表现可持续存在。研究证据显示 TCM 患者如心动过速复发可能导致更为迅速及严重的心功能恶化，提示即使心功能恢复后仍可能遗留有心脏结构异常。因此谨慎起见在射血分数恢复后仍应维持心力衰竭相关治疗并进行持续监测。

(杨瑶瑶)

第 23 章

酒精性心肌病

一、概　　述

酒精毒性可导致非缺血性 DCM，其特征是心肌收缩功能下降和心室扩张。酒精性心肌病的患病率占所有酗酒者的 1%~2%。据估计，21%~36% 的非缺血性心肌病与酒精有关。酒精性心肌病在成瘾中心的患病率为 21%~32%。遗传因素（*HLA-B8*，乙醇脱氢酶的等位基因）与非遗传因素（如硫胺素缺乏、暴露于其他心脏毒性物质、钴和砷等啤酒添加剂）之间的相互作用在酒精性心肌病的发病中起着重要的作用。

酒精性心肌病最常见于有 10 年以上饮酒史的 30~55 岁男性。女性患者约占酒精性心肌病病例的 14%。但与男性相比，女性发生酒精性心肌病所需的终生暴露量较少，这与女性体内自由水含量及乙醇代谢酶的活性均较低有关。

二、临 床 表 现

酒精引起的心脏毒性可分为急性和慢性。急性作用可定义为短时间摄入大量酒精后促进心肌炎症的发生，导致血清肌钙蛋白浓度升高、快速房性心律失常（如心房颤动）、心室颤动（罕见）等临床表现。而慢性酗酒会导致包括心脏功能障碍在内的多器官损害。

酒精性心肌病的主要临床表现为心力衰竭相关症状，如呼吸困难、下肢水肿等，也可出现各种心律失常。此外，酒精可导致全身多器官受累，如肝脏损伤、营养不良、周围神经病变和其他精神异常等。

三、辅 助 检 查

酒精性心肌病缺乏特异性的检查，基本与 DCM 的所需辅助检查相同。此外,乙基葡糖苷酸(乙醇代谢产物)、缺糖基转铁蛋白(CDT)、丙氨酸氨基转移酶、天冬氨酸氨基转移酶、γ- 谷氨酰转肽酶等指标可不同程度提示患者可能存在酒精摄入。

四、诊　　断

酒精性心肌病的诊断需满足:符合 DCM 临床诊断标准,长期大量饮酒(WHO 标准:女性 >40g/d,男性 >80g/d,饮酒 >5 年),既往无其他心脏病病史(特别是冠心病)等条件。

五、治疗及预后

戒酒是治疗酒精性心肌病的关键,必要时应寻求戒断专家。早期戒酒及标准化心力衰竭治疗可以改善或逆转大多数酒精性心肌病患者的心脏结构和功能,同时应补充维生素 B_1(20mg, 3 次 /d)。如未及时戒酒,酒精性心肌病患者的 5 年病死率可高达 40%~50%。此外,未应用 β 受体阻滞剂、心房颤动和宽 QRS 波是不良预后的独立预测因素。

(王丽梅)

第 24 章

围生期心肌病

一、概　　述

围生期心肌病（peripartum cardiomyopathy，PPCM）常定义为排除其他导致心力衰竭的病因后，发生于妊娠最后 1 个月或产后 5 个月内，继发于左心室收缩功能障碍（常有 LVEF<45%）的心力衰竭。围生期心肌病的患病率存在地区差异，黑种人相对患病率较高。据报道尼日利亚及海地的患病率分别为 0.98%、0.33%，美国的患病率为 0.025%~0.11%，中国（山东聊城）的患病率 0.29%。高龄、经产、贫血、多胎生产、高血压、先兆子痫或子痫等因素均为围生期心肌病的危险因素。关于围生期心肌病的病死率报道不一，德国随访 6 个月的病死率为 2%，美国随访 7 年的病死率为 16.5%，土耳其随访超过 2 年的病死率为 24%。

围生期心肌病发病机制复杂，可能与病毒感染、炎症、自身免疫、凋亡、内皮功能损伤、氧化应激、基因变异（*TTN* 基因）等有关。泌乳素被证实可以裂解成一种抗血管生成、促进凋亡的 16kDa 同体，损伤内皮细胞，加重围生期心肌病的心力衰竭进程。

二、临 床 表 现

围生期心肌病的临床表现与 DCM 大致相同，主要表现为心力衰竭，如劳力性呼吸困难、夜间阵发性呼吸困难、下肢水肿等。少部分患者表现为心源性休克，需要机械辅助支持。症状性或血流动力学不稳定的心律失常及动脉血栓栓塞并不常见。

三、辅 助 检 查

围生期心肌病与 DCM 所需辅助检查基本相同。但须特别注意的是，孕妇应该接受低辐射剂量的检查，如超声心动图、CMR（但有报道称钆造影剂可能存在致畸风险）等。常规检查不推荐 CT，但若因鉴别诊断需要（如肺栓塞等），需行 CT 检查时，应遮盖腹部减少胎儿暴露量。

四、诊　　断

围生期心肌病的诊断需要满足超声心动图提示 LVEF<45% 且常合并左心室扩大；发生于妊娠最后 1 个月或产后 5 个月内（大部分患者于产后 1 个月内）；同时需除外其他原因所致的心力衰竭。

五、治疗及预后

尽早使用标准化心力衰竭治疗有利于围生期心肌病患者的心脏逆转，但是妊娠期及产后体内的生理变化限制了药物的使用。① ACEI/ARB 有致畸作用，禁用于妊娠期，在哺乳期使用存在风险（C 级证据）。② β 受体阻滞剂有可能降低胎儿心率、延缓胎儿发育的作用，慎用于妊娠期，在哺乳期使用存在风险（C 级证据）。③ MRA 有可能影响胎儿性征发育，慎用于妊娠期，在哺乳期使用存在风险（C 级证据）。④心力衰竭急性发作时，可根据病情临时使用利尿剂、硝酸酯、多巴胺和洋地黄类药物（C 级证据）。⑤抗凝治疗：产前及产后体内的高凝状态易引起外周血栓形成，而合并有围生期心肌病的心腔内易形成血栓。因此在建议患者适当肢体活动的同时，应进行抗凝治疗。由于华法林可通过胎盘屏障导致胎儿畸形或出血，分娩前应禁用，可使用低分子肝素代替，但是分娩前应停用，以减少出血风险（C 级证据）。围生期心肌病患者的心脏结构和功能恢复后，其停药时机尚不确定，应至少稳定 1 年后再考虑逐渐停药。此外，泌乳素抑制剂（如溴隐亭）、哌克昔林等药物的临床效果也在积极探索中。

最近的数据显示，50%~80% 的围生期心肌病患者多于 6 个月内可以恢复到正常范围的左心室收缩功能（LVEF ≥ 50%）。但是对于 LVEF<30%、左心室舒张末期内径（LVEDD）>6cm 以及右心室受累的患者左心室功能恢复的可能性降低，同时此类患者机械支持、移植和死亡的风险增加。如果患者 LVEF 未恢复至 50%~55% 以上，建议避免再次妊娠，此外，即便患者 LVEF 恢复理想，再次妊娠时也需密切监测，警惕复发。

（王丽梅）

第 25 章

心肌炎后心肌病

一、概　　述

　　心肌炎（myocarditis）是由感染及非感染因素引起的心肌局限性或弥散性炎症。病毒性心肌炎（virus myocarditis，VMC）是人类心肌炎最主要的类型病因包括细小病毒 B19、人类疱疹病毒 6、EB 病毒、肠道病毒（如柯萨奇病毒）、腺病毒、巨细胞病毒等。病毒性心肌炎的临床表现轻重不一，可能出现暂时性或永久性的心功能损害。近 30% 的病毒性心肌炎患者可发展为 DCM，占成年非缺血性 DCM 的 9%~16%。

二、临　床　表　现

　　大部分病毒性心肌炎初始可表现为感染相关症状，如上呼吸道感染、腹泻等，继而出现突发的心绞痛、心律失常和 / 或短期内进展的心力衰竭。心肌炎后心肌病主要表现为心力衰竭、心律失常等。

三、辅　助　检　查

　　心电图、心肌损伤标志物（肌钙蛋白 I、肌钙蛋白 T）、超声心动图是简单而有效的检查方法，同时应检测血清免疫标志物抗心肌抗体（anti-heart autoantibody，AHA）。AHA 是机体产生的针对自身心肌蛋白分子抗体的总称，常见的 5 种抗体：抗线粒体腺嘌呤核苷异位酶（ANT）抗体（即抗线粒体 ADP/ATP 载体抗体）、抗肾上腺素能 β1 受体（β1AR）抗体、抗胆碱能 M2 受体（M2R）抗体、抗肌球蛋白重链（MHC）抗体和抗 L 型钙通道（L-CaC）抗体。这些抗体均具有致病作用。AHA 检测阳性反映患者体内存在自身免疫损伤，常见于病毒性心肌炎及其演变的 DCM 患者。

CMR 成像路易斯湖标准（Lake Louise criteria）（表 25-1）的建立，将反映心肌水肿的 T2 加权成像、早期钆增强成像（early gadolinium enhancement，EGE）、延迟钆增强成像（LGE）纳入诊断标准，有助于 CMR 对于心肌炎诊断标准的统一，使 CMR 在心肌炎的诊断、治疗中受到临床越来越多的关注。因其无创性、可全面评估心脏等优势，目前常用于心肌病的诊断、治疗评价等。但此检查并不适宜心源性休克患者。

此外，心内膜活检在心肌炎后心肌病的诊断、治疗及预后评估中显得尤为重要。心内膜活检可将心肌炎后心肌病分为多种类型，如病毒阴性/自身免疫相关、肠道病毒及腺病毒阳性、人类疱疹病毒 6 阳性、细小病毒 B19 阳性等。但因其有创性、并发症、取材部位等限制，临床接受度较低。

表 25-1　2009 年 JACC 路易斯湖标准（Lake Louise criteria）

1. 临床疑似的心肌炎病例，如满足以下 3 条标准中至少 2 条，即可诊断为心肌炎
（1）T2 加权成像中局灶性或弥散性心肌信号强度（signal intensity，SI）增强（心肌与骨骼肌 SI 比值 ≥ 2.0）
（2）钆增强的 T1 加权显像中，心肌整体 EGE 率比值增加（心肌与骨骼肌整体 SI 增强率比值 ≥ 4.0 或心肌增强绝对值 ≥ 45%）
（3）在非缺血区域，钆增强的 T1 加权显像中至少有一处局灶 LGE
2. 如存在 LGE，提示存在由心肌炎症引起的心肌损伤和/或心肌瘢痕
3. 出现以下情况建议在首次检查后 1～2 周再次复查：以上标准均不符合，但检查时处于发病早期，而且临床证据强烈提示心肌炎症；仅符合以上 1 项标准
4. 出现其他支持心肌炎的证据，如左心室功能不全或心包炎

四、诊　断

心肌炎后心肌病的诊断，需符合 DCM 的临床诊断标准且除外缺血性心脏病，AHA 检测为阳性，或具有以下 3 项中的一项证据：①存在经心肌活检证实有炎症浸润的病毒性心肌炎病史；②存在心肌炎自然演变为心肌病的病史；③肠道病毒 RNA 的持续表达。

五、治疗及预后

临床实践中，对因心力衰竭和心室扩大而初诊的患者，当病程
>3 个月时，应询问病毒感染病史，检测其病毒和 AHA，并行冠状动
脉造影检查排除缺血性心脏病，如符合条件则可确诊为心肌炎后心
肌病。通过标准化心力衰竭治疗来改善症状是基本措施。此外，针
对病因的早期治疗更为重要，根据各自不同的发病机制，可考虑免
疫抑制、抗病毒等多种治疗方案（表 25-2）。在疾病较早期阶段对于
抗 β1AR 抗体和 / 或抗 LCaC 抗体阳性、且合并有室性或房性心律失
常患者，应首选推荐 β 受体阻滞剂和 / 或地尔硫䓬缓释剂治疗，可预
防猝死，其他抗心律失常药物作为备选；对抗体滴度高的患者推荐
免疫吸附治疗。

心肌炎后心肌病的预后取决于病因、临床表现及疾病分期等多
种因素。虽然某些患者可以部分或全部临床康复，但有些可能在首
次发作多年后复发。心肌活检标本中的病毒载量、细胞损伤程度、
免疫损伤程度、治疗反应等指标是预测患者预后的重要参数。

表 25-2   不同类型心肌炎的治疗建议

病毒阴性 / 自身免疫相关	免疫抑制治疗（泼尼松及硫唑嘌呤），利妥昔单抗（用于类固醇无效患者）
肠道病毒及腺病毒阳性	干扰素
人类疱疹病毒 6 阳性	更昔洛韦 / 阿昔洛韦 / 伐昔洛韦联合免疫抑制剂
细小病毒 B19 阳性	免疫球蛋白、替比夫定、泼尼松及硫唑嘌呤（均在研究中）

（王丽梅）

第 26 章

小儿心肌病

一、小儿肥厚型心肌病

（一）概念

根据目前国际儿童注册系统，小儿肥厚型心肌病（pediatric hypertrophic cardiomyopathy，PHCM）缺少其流行病学统计资料。基于人口调查报告，每年患病率为 0.3/100 000~0.5/100 000。根据北美、欧洲、亚洲、非洲的统计，不同种族的发生率相似。

（二）分类

目前国际上存在多种分类方法。

1. 按有无临床遗传特征，分为家族 / 基因遗传性和非家族 / 非基因遗传性两类，无论有无心脏外的器官病变，无论病因及病理种类。

2. 按肥厚形态是否为向心性，分为对称性和非对称性两类。对称性表现为左心室游离壁和室间隔均匀肥厚，常见于努南综合征（常合并右心室肥厚）。非对称性主要表现为室间隔肥厚，根据肥厚部位不同，分为基底型、室间隔中部型、心尖型和弥漫型。

3. 随着疾病精准化治疗趋势的发展，越来越多的医疗单位倾向于按病因分类的方式。在此基础上，便于制订个体化治疗策略。HCM 按病因可分为 8 类：肌节蛋白基因突变（sarcomere protein gene mutations）、代谢紊乱（metabolic disorders）、畸形综合征（malformation syndromes）、线粒体心肌病（mitochondria cardiomyopathy）、神经肌肉病（neuromuscular disease）、浸润性疾病 / 炎症（infiltrative disease/inflammation）、内分泌紊乱（endocrine disorders）、药物（drugs）。儿童 HCM 主要见于前三类，60% 的青少年 HCM 患者，为心肌肌节蛋白基因突变的常染色体显性遗传。在婴儿或儿童的 HCM 患者中，非肌节基因表型的 HCM 有更加多样的基因学病因,包括 RAS 病(RASopathy)、代谢物贮积综合征、神经退行性疾病(如弗里德赖希共济失调)和线粒体疾病。

(三)临床表现

患儿的临床表现可缘于多种病理生理改变,包括左心室流出道梗阻、心室舒张功能障碍、心律失常和冠状动脉微循环障碍等。婴儿 HCM 患者,有发病早、症状重的特点,可出现包括气促、喂养困难、多汗和生长发育迟缓等心力衰竭表现;儿童或青少年,常见症状包括乏力、呼吸困难、胸痛、心悸和晕厥。需要注意,无症状表现的患儿也可能因心律失常而猝死。

先天性的代谢障碍和畸形综合征的 HCM 患者,多起病早,并常伴有神经系统和骨骼肌系统的异常。而肌节突变所致的 HCM 通常在青少年期或成年早期发病。在年龄较大的患儿中,随着心室舒张功能障碍,左心房可表现为进行性增大,并由此诱发心房颤动,出现心悸症状;还可因进行性左心室功能障碍和左心室扩张,进而转变为 DCM,并有慢性心力衰竭的表现。

(四)自然病程

患儿免于死亡/心脏移植的比例在确诊后 1 年内为 86%,10 年内为 80%,20 年内为 78%。其危险因素包括对称性左心室肥厚、努南综合征、后壁厚度高和随访时左心室缩短分数低。在一项小儿心肌病注册登记研究分析中,当两个或以上危险因素出现时,死亡和心脏移植的风险显著增高。高危时间是确诊后第 1 年,之后相关风险逐渐降低。心力衰竭和 SCD 是主要死亡原因。

(五)辅助检查

1. 心电图　心电图的敏感性很高,能发现影像学上尚无明显表现的早期病变,并且能为辨别肥厚心肌的分布提供线索,因此常被作为第一项辅助检查。多数患儿有左心室肥厚的心电图表现,如 ST 段和 T 波的异常、病理性 Q 波的出现。此外,动态心电图还可用于检测心律失常发生的频率。

2. 超声心动图　超声心动图是诊断和监测 HCM 进展的最重要的检查手段。它能对 HCM 的多种表型进行全面的评估,包括:①左心室壁增厚:从心底至心尖部的任一心室节段均可增厚。②二尖瓣和左心室流出道异常:部分患者有二尖瓣前叶收缩期前向运动(SAM 现象)和二尖瓣瓣下结构的异常(包括乳头肌肥厚、乳头肌位置异常、二尖瓣与室间隔直接纤维相连)。③左心房增大。④心室舒张功能障碍:可表现为左心室充盈压升高、肺静脉流速降低、肺动脉高压和左心房增大。⑤心室收缩功能：虽然 EF 值或缩短分数通常正常或升高，但多普勒心肌显像或斑点追踪技术常可发现心肌收缩能力的减退（如心肌长轴运动速率和心肌变形参数的降低。）

3. CMR　CMR 在心脏形态、心室功能、心肌纤维特点上提供更为详细的信息。当某些增厚的左心室区域不易被超声显像时，CMR 可提供帮助，如前侧壁、左心室心尖部、右心室。另外，延迟钆显像可辨认心肌纤维化的范围，65% 的 HCM 患者有延迟钆增强（LGE）的表现，而此研究并没有在儿童 HCM 患者中进行。

4. 心内膜活检　不作为常规检查手段，但当怀疑心肌浸润性改变或代谢物贮积时，可考虑使用。

5. 基因检测　当心肌肥厚不能完全被非遗传因素解释时，应进行基因检测，并根据检测结果进一步进行基因咨询。

（六）诊断与鉴别诊断

1. 诊断　诊断标准：左心室任一节段厚度大于预测值的两个标准差。此外，阳性家族史（猝死、心肌肥厚等）、心电图和多种影像学异常改变等有助于诊断。

2. 鉴别诊断　需除外左心室负荷增加引起的心室肥厚，包括高血压性心脏病、主动脉狭窄、先天性心脏病等。

（七）治疗

1. 内科治疗　对于儿童 HCM 患者的治疗目标包括缓解症状和预防猝死。

（1）维持足够的体液量，防止外周血管扩张、避免应用可致外周血管扩张的药物或利尿药。儿科 HCM 的药物治疗并没有经过严格研究，因此治疗策略均是由成人研究外推而来。β 受体阻滞剂用于缓解儿童 HCM 患者的症状和治疗左心室流出道梗阻。一些小的研究显示，β 受体阻滞剂可降低无症状患儿的猝死率，因此鼓励进行常规使用。如果患者不能耐受 β 受体阻滞剂或 β 受体阻滞剂不足以缓解症状，CCB（尤其是维拉帕米）经常被添加或取代 β 受体阻滞剂。丙吡胺或许可被应用于症状顽固的患者，但儿童通常无法忍受它的副作用。对于儿科 HCM，在各种药物治疗的有效性和最佳剂量方面，我们还需要大量研究。

（2）对于经历过威胁生命的室性心律失常的患儿，应考虑植入ICD。此外，有 2 个或以上的主要危险因素（包括严重的左心室增厚、无法解释的晕厥、非持续性室性心动过速、猝死家族史）的患儿，也应考虑 ICD 的植入。而对于仅有 1 个主要危险因素的患儿，应在充分考虑植入 ICD 对患儿及其家庭的利与弊后,进行决定。

(3)体育锻炼会增加 HCM 患者的猝死风险,因此建议患儿避免参加竞技体育运动。

(4)当药物治疗无效、静息左心室流出道峰值压差升至 50mmHg 以上时或二尖瓣反流增加时,为缓解左心室流出道梗阻,需要进行外科治疗。

(5)特殊病因的儿童 HCM 的特异性治疗:婴儿型的糖原贮积症在出生后的几个月内就有严重的 HCM、发育迟缓、肌张力减退和呼吸衰竭表现。若早期应用,酶替代治疗最有效,并可降低心肌肥厚程度。特定的溶酶体贮积病,尤其是黏多糖 I、II、IV、VI,目前也应用酶替代治疗,或骨髓移植。

与肌节基因突变的 HCM 患者相比,RAS 病(RASopathy)的 HCM 患者更早出现临床表现,并且疾病进展得更快,也常有心力衰竭和左心室流出道梗阻的表现。一项 PCMR 研究显示,相比其他原因所致的 HCM,努南综合征的患者更可能在 6 个月以前有表现(51% vs 28%),更可能有心力衰竭的表现(24% vs 19%)、有更高的死亡率(22% 生存期不超过 1 年)。额外的心脏(肺动脉瓣狭窄、房间隔缺损)和心外畸形(凝血功能障碍、淋巴管发育不良)让治疗管理更加复杂,并可致更差的预后。

2. 外科治疗 HCM 患儿的外科治疗策略是综合性治疗,包括门诊分流,梗阻、潜在梗阻、手术后的随访等。目前,中国医学科学院阜外医院外科治疗策略见图 26-1、图 26-2。

(1)室间隔切除术

1)手术指征:满足以下任一条:①静息状态下左心室流出道峰值压差≥ 50mmHg。②激发试验后,左心室流出道峰值压差≥ 50mmHg。③静息状态下左心室流出道峰值压差≥ 30mmHg,NYHA 或 ROSS 心功能分级达到 III 级或 IV 级。

2)手术方法:目前,国际公认的 HCM 手术金标准为室间隔切除术(Morrow 术)及其衍生手术。Morrow 手术主要步骤:做主动脉斜切口;于室间隔最厚处缝置牵引线;从右冠瓣中点下方 3~5mm 处,向左冠瓣方向,充分切除肥厚室间隔,至二尖瓣前叶边缘。改良扩大 Morrow 手术主要用于伴有室间隔中部和心尖肥厚、二尖瓣乳头肌肥大或位置异常的患儿。主要步骤:除了完成经典 Morrow 手术的操作之外,强调室间隔中部和心尖乳头肌根部肌肉的扩大切除。

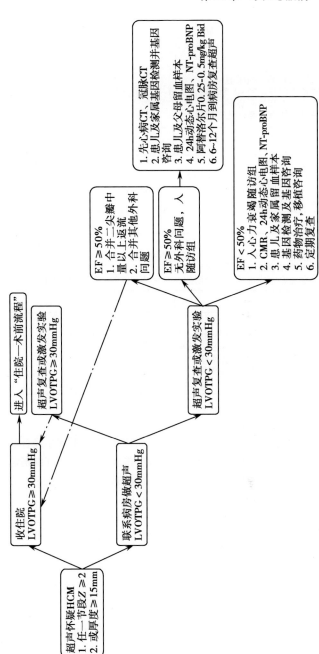

图 26-1　中国医学科学院阜外医院小儿外科 HCM 治疗流程

```
┌─────────────────────────────────────────────┐
│ 1. 一般处理                                    │
│   静息原则（降低心率、氧耗）                    │
│   正常饮食，并减少必要的禁食水时间              │
│   24h心电监护，记录室上速及室速                 │
│   计24h出入量                                  │
│   禁用强心剂、利尿剂                            │
│   阿替洛尔片0.25~0.5mg/kg, 2次/d               │
│   签署入组知情同意书                            │
│   录身高体重，婴幼儿需精确                      │
└─────────────────────────────────────────────┘
                      │
                      ▼
┌─────────────────────────────────────────────┐
│ 2. 检验                                        │
│   父母及患儿基因，父母血标本                    │
│   血常规，尿常规，生化全套，血气，NT-proBNP，心肌酶，甲状 │
│   腺激素多留一管血标本                          │
└─────────────────────────────────────────────┘
                      │
                      ▼
┌─────────────────────────────────────────────┐
│ 3. 检查                                        │
│   住院超声，CT，胸片，心电图（必须送检）         │
│   室上速及室速发作，完善holter                  │
│   怀疑左心室中部及心尖梗阻的，对称性肥厚的，尽量预约MRI │
└─────────────────────────────────────────────┘
                      │
                      ▼
┌─────────────────────────────────────────────┐
│ 4. 症状评估                                    │
│   婴儿：呼吸急促、喂养困难、大汗、生长发育受限   │
│   儿童和成年：发力、气促、胸痛、心悸、晕厥       │
│   必须严格Ross或NYHA评分                        │
│   询问家族史及患儿确诊时间                      │
│   体征注意记录学习障碍、智力迟缓、耳聋、眼睑下垂、老年斑等 │
└─────────────────────────────────────────────┘
```

图 26-2   住院 - 术前流程

3）注意事项：该手术的术前评估非常重要，特别是术中经食管超声心动图评估，直接决定了手术切除范围和术后效果，仔细确定肥厚部位和范围，对于异常连接于室间隔的肌束、异常连接于二尖瓣叶的乳头肌和腱索应予以切除。

4）手术效果：Morrow 手术死亡率在 4% 以下，患儿生存率和手术效果与初次诊断时间相关，双心室流出道梗阻的患儿手术风险高。中国医学科学院阜外医院小儿心外科 HCM 治疗团队为目前国内唯一专业团队，手术效果及远期生存率达世界先进水平。

5）术后随访：术后应严密、长期随访，随访的项目包括患儿一般情况、NYHA 或 ROSS 心功能分级、心脏超声等。

（2）心脏移植：目前对于不适宜行室间隔切除术或终末期心力衰竭患儿，心脏移植术是最终的选择。目前我国的 HCM 心脏移植尚未得到发展，是未来的一个治疗方向。

二、小儿扩张型心肌病

小儿扩张型心肌病（pediatic dilated cardiomyopathy，PDCM）是由感染、中毒、代谢、遗传等因素或者其他不明原因导致的以心室扩大和心肌收缩功能减低为特征的一类疾病，PDCM 在小儿人群中患病率大约为 0.57/100 000，是小儿心肌病中最常见的一种类型，50%~60%。PDCM 是引起小儿心力衰竭的最常见病因之一，预后较差，死亡率较高，故提高对本病的认识，早期诊断和治疗对改善预后至关重要。

（一）病因

伴随着分子遗传学的发展，基于遗传学将 PDCM 分为 2 类：原发性和继发性。原发性 PDCM 又分为家族性、获得性和特发性。家族性 PDCM 是指患者中有亲子遗传现象，占 30%~48%，主要为常染色体遗传。获得性 PDCM 指外部环境因素引起，包括感染、中毒、药物及代谢因素。特发性 PDCM 指患者发病原因不明。继发性 PDCM 指全身性系统性疾病累及心肌，心肌病变仅是系统性疾病的一部分。

（二）临床特点

本病可发生于任何年龄，尤以学龄期儿童多见。发病早期常无明显症状，活动耐量可，剧烈运动时可能出现心慌、气促，辅助检查可能发现心脏轻度增大，当心功能进一步减退，主要表现为慢性心力衰竭的症状，婴儿会出现喂养困难，多汗、烦躁，吃奶时呼吸困难；儿童则表现为食欲减退、乏力、心悸、气促等症状，部分患儿可发生晕厥或晕厥先兆。体格检查可见心前区膨隆，心尖搏动左下移位，心界向左扩大，心音减弱，常有奔马律，心尖部可闻及轻至中度吹风样收缩期杂音，严重者会出现肝脏增大、压痛，下肢水肿，颈静脉怒张等。少数患儿可为暴发型，多死于心源性休克，病死率高；部分患儿以心律失常为主要表现，也有部分患儿因心腔内附壁血栓脱落引起心、脑、肾、肺脏等栓塞而出现相应症状。

（三）辅助检查

1. 实验室检查　抗心肌抗体（anti-heart autoantibody，AHA）是机体产生的针对自身心肌蛋白分子抗体的总称，常见的 5 种抗体为：抗线粒体腺嘌呤核苷异位酶（ANT）抗体（即抗线粒体 ADP/ATP 载体抗体）、抗肾上腺素能 β1 受体（β1 AR）抗体、抗胆碱能 M2

受体（M2 R）抗体、抗肌球蛋白重链（MHC）抗体和抗 L- 型钙通道（L-CaC）抗体。这些抗体均具有致病作用，AHA 检测阳性反映患者体内存在自身免疫损伤，常见于病毒性心肌炎及其演变的 PDCM 患儿。

2. 心电图　多数患儿有心电图异常，多表现为窦性心动过速；部分患儿表现为 ST 段压低、T 波平坦、双相或倒置，后期广泛左心室心肌纤维化者可见病理性 Q 波及低电压。

3. 超声心动图　是诊断和评估 PDCM 最常用的检查方法，主要表现为：①心脏扩大：早期为左心室扩大，后期为各心腔均有扩大，常合并二尖瓣和三尖瓣反流。②心室收缩功能下降：主要表现为左心室射血分数和左心室短轴缩短率下降；合并有右心室收缩功能下降时，三尖瓣环位移距离缩短。③室壁运动减弱：大多数表现为左心室壁运动弥漫性减弱、室壁相对变薄，部分合并右心室壁运动减弱。④其他：部分患者会出现左心室壁附壁血栓。

4. X 线胸片　心影向左侧或双侧扩大，心胸比 >0.5，常伴有肺淤血、肺水肿或胸腔积液等表现。

5. CMR　诊断 PDCM 主要依据左心室或双心室增大；心室壁改变，早期部分患儿室壁可增厚，晚期多为室壁变薄或厚薄不均；心脏功能改变，收缩功能普遍减低，也可发现舒张功能低下者；部分患儿还可显示附壁血栓。CMR 是诊断和鉴别心肌病的重要检测手段，对 DCM 风险评估及预后判断具有重要价值。

6. 基因检测　约 35% 的 PDCM 患儿存在致病性的基因突变，最常见的突变基因包括 *LMNA*、*MYH7*、*TNNT2*、*SCN5A* 和 *MYH6*，均为常染色体显性遗传。

7. 心内膜心肌活检　PDCM 患儿心内膜心肌活检可显示心肌纤维肥大，排列紊乱，心肌广泛纤维化，有助于心肌病的病因诊断与鉴别诊断。

（四）诊断

1. 临床诊断标准　PDCM 的临床诊断标准为具有心室扩大和心肌收缩功能减低的客观证据：①左心室舒张末期内径（LVEDD）大于年龄和体表面积预测值的 117%，即预测值的 2SD+5%。②左心室射血分数（LVEF）<45% 和左心室短轴缩短率（LVFS）<25%。③发病时除外高血压、心脏瓣膜病、先天性心脏病或缺血性心脏病。

2. 病因诊断　①家族性 DCM：符合 DCM 的临床诊断标准，具备下列家族史之一者即可诊断：一个家系中包括先证者在内有 ≥ 2

例 DCM 患者；在 DCM 患者的一级亲属中有尸检证实为 DCM，或有不明原因的 50 岁以下猝死者。②免疫性 DCM：符合 DCM 的临床诊断标准，血清免疫标志物 AHA 检测为阳性。③继发性 DCM：主要由自身免疫性疾病、代谢性疾病和营养性疾病继发的心肌病，如系统性红斑狼疮、贝赫切特病（白塞病）、嗜铬细胞瘤和甲状腺疾病等。

（五）治疗

PDCM 的治疗原则是阻止基础病因介导心肌损害，有效控制心力衰竭和心律失常，预防猝死和栓塞，提高患儿的生活质量及生存率。目前，国内外尚无针对 PDCM 的治疗指南，只能参考成人 DCM 的治疗指南以及小儿心力衰竭的治疗指南，将 PDCM 的治疗分为药物治疗、介入治疗和外科手术治疗。

1. 药物治疗

（1）血管紧张素转换酶抑制剂（ACEI）：尽管当前针对 PDCM 患者应用 ACEI 的治疗疗效缺少前瞻性随机对照研究，但是国际心肺移植协会依然将 ACEI 药物作为 PDCM 的一线治疗用药，应用时密切关注患儿是否有低血压、肾功能不全、高血钾和干咳等情况。

（2）血管紧张素Ⅱ受体拮抗剂（ARB）：ARB 疗效与 ACEI 相仿，主要适用于对 ACEI 不耐受或者有禁忌证患儿。

（3）β 受体阻滞剂：β 受体阻滞剂通过抑制交感神经系统防止 PDCM 心力衰竭的发生，延缓或逆转心肌重构。第一代 β 受体阻滞剂（普萘洛尔）的相关研究样本不够且没有进行安慰剂对照研究，临床意义尚不明确。第二代 β 受体阻滞剂（美托洛尔）在相关回顾性研究中报道可以改善 PDCM 患儿心室功能。第三代 β 受体阻滞剂（卡维地洛）可以提高 PDCM 患儿左心室射血分数，患儿临床症状好转。但是该类药物在以下情况下慎用：支气管哮喘、低血压、三度房室传导阻滞、血流动力学障碍。

（4）醛固酮受体拮抗剂（MRA）：MRA 能够抑制神经内分泌，且有保钾利尿的作用，尤其适用于重度心力衰竭水肿明显的患儿，在 ACEI 和 β 受体阻滞剂的基础上加用 MRA，治疗心力衰竭的效果更佳，不良反应为高血钾和肾功能不全。

（5）强心利尿药物：PDCM 患儿对洋地黄的敏感性增加，宜采用维持剂量，持续用药数月到数年，至心脏功能稳定。非洋地黄类药物磷酸二酯酶抑制剂米力农为正性肌力药，能改善血流动力学效应，主要用于急性心力衰竭的短期治疗，但增加心肌耗氧量，诱发严重室性心律失常，长期应用增加病死率。袢利尿剂或噻嗪类利尿剂可以改善患儿肺淤血及肺水肿，常与 ACEI、β 受体阻滞剂联合应用，反复使用利尿剂时需注意水电解质平衡。

（6）抗凝药物：PDCM 患儿的心房和心室扩大，部分患儿心腔内可见附壁血栓形成，因此对于已经有附壁血栓形成和血栓栓塞高危的患儿必须接受长期的抗凝治疗，首选口服华法林，需使国际标准化比值（INR）维持在 1.8~2.5，因为尚无明确的证据表明新型口服抗凝药用于 0~18 岁儿童的安全性和有效性，所以不推荐将新型口服抗凝药用于 PDCM 患儿的抗凝治疗。

（7）免疫治疗：对于血清免疫标志物 AHA 阳性的 PDCM 患儿，部分研究表明丙种球蛋白、激素和免疫抑制剂可抑制自身免疫反应，缩短治疗疗程，但是效果仍然存在争议，临床应用要慎重。

2. 介入治疗

（1）CRT：对于 PDCM 患儿，CRT 的治疗效果仍然存在争议。有研究回顾性分析 22 个中心 103 例行 CRT 的患儿资料，平均随访 4 个月，左心室射血分数显著提高；另外有研究回顾性分析 60 例植入 CRT 的患儿资料发现合并 DCM 的患儿术后左心室功能改善不明显。因此，CRT 治疗 PDCM 的疗效需要更多的临床试验去验证。

（2）ICD：恶性心律失常及其导致的猝死是 DCM 的常见死因之一，ICD 能降低猝死率，可用于心力衰竭患者猝死的一级预防。国外小儿心肌病登记注册研究显示，大部分晚期 PDCM 患儿在使用 ICD 后减少了猝死的可能，但是 PDCM 患儿使用 ICD 出现并发症的概率要远高于成人，因此，ICD 在小儿患者的使用仍然要慎重。

3. 手术治疗

（1）左心室辅助装置（left ventricular assist device，LVAD）：LVAD 最初主要用于 PDCM 患儿等待心脏移植期间的过渡治疗。然而，随着 LVAD 技术的不断进步，有研究报道大约 8% 的 PDCM 患儿在使用了 LVAD 后心肌得到恢复，从而免于心脏移植，作者认为 LVAD 在未来的应用前景将更加广泛。

（2）心脏移植：PDCM 患儿出现内科或者介入治疗无效的难治性心力衰竭时，心脏移植是目前唯一已确认的外科治疗方法。小儿心脏移植协会总结 3 100 例小儿心脏移植的患儿资料，发现心脏移植术后患儿 5 年生存率大约是 85%，10 年生存率大约是 70%；有研究报道了 261 例因 PDCM 行心脏移植的患儿资料，发现这部分患儿术后 5 年生存率大约是 80%，术后 10 年生存率大约是 72%。虽然心脏移植远期效果比较满意,但是受到费用昂贵、供体短缺等因素的影响较大。

(3)肺动脉环缩术(pulmonary artery banding,PAB):PAB 最初是为了限制室间隔缺损患者肺血流和平衡体 - 肺循环血流的姑息术式,然而 Schranz 等创新性地提出了 PAB 治疗右心室功能正常的 PDCM 患儿的方案,报道了 12 例患儿,经过 3~6 个月随访,发现左心室射血分数显著提高,左心室舒张末期内径显著降低,作者猜测 PAB 治疗 PDCM 的机制可能与室间隔向左偏移、心脏前负荷减少和左心室收缩协调有关,限于该研究病例数偏少,因此尚需要大规模的前瞻性研究证实其疗效。

(六)小结

PDCM 是由遗传、代谢、感染、中毒等因素引起的一类疾病,超过一半的患儿病因尚不明确,大多数患儿在确诊时已经出现了严重的心力衰竭,因此尽早明确患儿诊断,制订合理治疗方案是关键。随着未来 PDCM 患儿个体化药物治疗、介入治疗和外科手术治疗的进展,将进一步改善 PDCM 患儿的预后。

三、小儿限制型心肌病

小儿 RCM 的患病率较低,约占小儿心肌病的 5%,但是 RCM 在所有类型心肌病中预后最差,大部分患儿在确诊时已经出现了比较严重的临床症状,国外研究报道 50% 的患儿在确诊后 2 年左右死亡。国内一项研究报道小儿 RCM 患病率约 4.7%,随访 6 个月时死亡率约 31.3%,因此,早期明确诊断、尽早治疗有助于提高患儿的生存率。

(一)病因

小儿 RCM 按照病因分为原发性 RCM 和继发性 RCM,其中原发性 RCM 又分为家族性和特发性。家族性 RCM 是指存在亲子遗传现象,约占 30%,主要为常染色体显性遗传,已发现肌小节蛋白、结蛋白、肌钙蛋白 I、β- 肌球蛋白重链等基因突变与 RCM 有关;特发性 RCM 是指患者发病原因不明;继发性 RCM 指继发于全身系统性疾病并累及心肌,或者放射线损害、蒽环类抗肿瘤药物累及心肌和心内膜等。

(二)临床特点

RCM 临床表现差异较大,以不可逆的舒张功能障碍表现为主,收缩功能正常或接近正常,随着病情的恶化,晚期收缩功能可能异常。患儿可有颈静脉怒张、肝大、腹水、下肢水肿、静脉压升高等体循环淤血表现；可出现呼吸困难、咳嗽、咯血和肺底细湿啰音等肺淤血表现；可出现低心排血量表现，亦可有晕厥，甚至猝死及血栓栓塞等。其他非特异性表现包括乏力、气促、活动耐量减退、体格发育缓慢等。小儿 RCM 最常见的初始症状与肺部相关（47%），多因胸部 X 线检查发现心脏扩大就诊；也可因异常的查体（如心脏杂音、奔马律、P2 亢进、水肿、腹水、肝大等）发现；晕厥、面色苍白、乏力、胸痛在儿童中较少见。

（三）辅助检查

1. **心电图**　大部分 RCM 患儿都有心电图异常，P 波增宽、增高，有切迹最常见；可有 QRS 波增宽，ST-T 异常，如 ST 段升高或下移、T 波低平或倒置、低电压等；亦可有房室传导阻滞、心房颤动、致命性室性心律失常等。

2. **超声心动图**　诊断和评估 RCM 最常用的检查方法，主要表现：心房显著扩大，而心室腔正常或减小，心尖部心室腔可闭塞，心室壁增厚或正常，心内膜增厚，回声增强，房室瓣反流常见，可有少至中量心包积液。舒张功能障碍而收缩功能正常或接近正常，表现为正常或减小的左心室舒张末期内径和或左心室舒张末期容积，左心室舒张末压 >15mmHg，左心室舒张末压至少比右心室舒张末大 5mmHg；限制型左心室充盈，E/A>2。

3. **X 线胸片**　RCM 患儿心影轻至中度扩大，两侧心房扩大，常伴有肺淤血的表现。

4. **CMR**　RCM 的典型 CMR 表现：心房扩大，心室腔正常或减小，某些浸润性 RCM 如心肌淀粉样变，可有心包渗出，但常无小腔或分隔形成。心房高度扩大和心室腔正常是原发性 RCM 的特点；左心室壁增厚伴弥漫性粉尘样强化是心肌淀粉样变性较为特征性征象；心尖部闭塞伴心内膜条带状强化可能是心内膜下心肌纤维化的重要特征。另外，CMR 有助于 RCM 和缩窄性心包炎的鉴别诊断。

5. **心导管检查**　RCM 患儿可见腔静脉及心房压增高，心室舒张末压增高，心室压力曲线呈"平方根"征，即舒张期开始时心室压力迅速陡峭地下降，至舒张早期又快速回升到平台状，右心室舒张压与收缩压峰值之比多 <1:3，心房压力曲线可呈 M 或 W 状波形，肺动脉压和肺动脉阻力升高，一般肺动脉收缩压均在 50mmHg 以上。

6. 心内膜活检　心内膜活检可解释 RCM 具体病因,RCM 早期可见血管周围嗜酸性粒细胞浸润,空泡样或脱颗粒改变,心肌细胞溶解、变形,心内膜增厚,其上可有血栓覆盖;病变晚期心内膜心肌纤维化或瘢痕形成,浸润细胞减少或消失,纤维化心室内膜广泛增厚。

(四)诊断及鉴别诊断

RCM 目前尚无统一的诊断标准,临床诊断为排他性诊断,需除外 HCM、瓣膜性心脏病、心包疾病和先天性心脏病等,主要与缩窄性心包炎相鉴别。

缩窄性心包炎患儿超声可见心包钙化、增厚,室间隔切迹随呼吸摆动,心导管检查可见左、右心室舒张末压差 <5mmHg,右心室舒张压与收缩压峰值之比常 >1:3,肺动脉压一般较低,脑钠肽(BNP)水平呈轻度升高水平,心内膜活检一般正常或者非特异性改变。虽然 RCM 和缩窄性心包炎均表现为舒张功能障碍性心脏病,临床症状极其相似,但是两种疾病的治疗方案和预后却有很大差异。缩窄性心包炎患儿经过心包剥脱术治疗后,多数预后良好,而 RCM 大多只能内科保守治疗,疗效欠佳。

(五)治疗

目前,RCM 尚缺乏非常有效的治疗手段,主要为对症治疗,包括药物治疗、介入治疗和手术治疗,其目的都是改善症状,提高生存率;心脏移植术是目前治疗 RCM 患儿最有效的方法;对于有明确继发因素的 RCM,首先应治疗其原发病。

1. 药物治疗　RCM 药物治疗的原则是改善心室的顺应性、增加心室的充盈和改善舒张功能,但疗效均不满意。药物治疗包括利尿剂、β 受体阻滞剂、血管紧张素转换酶抑制剂(ACEI)/血管紧张素 Ⅱ 受体拮抗剂(ARB)、抗凝药物等。利尿剂可缓解症状,但应注意小剂量使用,避免因心脏前负荷降低而影响心排血量;常规的抗心力衰竭药物 β 受体阻滞剂、ACEI 和 ARB 对 RCM 的治疗目前无确切有效性证据,但是对于合并有收缩功能障碍的患儿,可以少量应用此类药物;RCM 患儿心房增大后容易造成心房颤动,应用 β 受体阻滞剂可以更为有效地控制心室率,延长舒张期充盈时间,改善心室充盈情况;RCM 患儿心房颤动时具有极高的心房内血栓形成和外周动脉血栓栓塞的风险,患儿需要接受长期的抗凝治疗,首选口服华法林,需使 INR 维持在 1.8~2.5,因为尚无明确的证据表明新型口服抗凝药用于 0~18 岁儿童的安全性和有效性,所以不推荐将新型口服抗凝药用于 RCM 患儿的抗凝治疗。

2. 介入治疗　ICD 能够降低猝死率,适用于有晕厥病史的患儿,但是小儿患者使用 ICD 出现并发症的概率要远高于成人,因此,ICD 在小儿患者的使用仍然要慎重。

3. 外科手术　主要是切除附壁血栓和纤维化的心内膜,瓣膜病变严重时,可行瓣膜修复或者置换手术,但是此类患儿手术风险很高,应做好充分的术前准备。

4. 心脏移植　RCM 患儿出现内科或者外科治疗无效的难治性心力衰竭时,心脏移植是目前唯一有效的治疗方法。小儿心脏移植协会总结 3 100 例小儿心脏移植的患儿资料,发现心脏移植术后患儿 5 年生存率大约是 85%,10 年生存率大约是 70%;有研究报道了 23 例患儿因 RCM 行心脏移植,移植术后患儿 5 年生存率大约是83%;虽然心脏移植远期效果比较满意,但是受到费用昂贵、供体短缺等因素的影响较大。

(六)小结

RCM 是一类以限制型舒张功能障碍为特征的心肌病,目前尚缺乏统一的诊断标准,因此,辅助检查在 RCM 诊断和鉴别诊断中起重要作用。小儿 RCM 预后差,尚缺乏有效的治疗方法,心脏移植术是其重要治疗手段。

(董　硕　闫　军　徐海涛)

第四篇

心肌病患者的管理

心肌病患者的护理

  针对心肌病患者和家属，护士应提供：心血管护理的专业知识和技能，正确、有效地执行医嘱；监测相关症状、体征和心血管危险因素；安全用药（熟悉药物、剂量、可能的相互作用等）；健康教育；应对情绪问题；协助医生为患者和家属完成基因检测和家族筛查；提供长期随访的个体化护理学评估。

  经过护理，心肌病患者应能够：了解疾病相关知识，配合治疗、护理、康复、随访和筛查；获得有效的休息和适当的活动；发生栓塞、心律失常、晕厥、心绞痛时得到及时救治；适应患病现实，不良情绪改善。

一、护 理 评 估

（一）健康史

  1. 询问患者家族中是否有人被诊断或被怀疑有心肌病、是否接受过家系筛查或基因检测。

  2. 了解患者出现症状前是否有感冒、发热及腹泻病史，症状的出现与妊娠、生育是否有关，是否有长期大量的饮酒史、是否服用相关药物等。

  3. 了解有无劳累、情绪激动、高强度运动等因素，是否患有内分泌代谢性疾病等。

  4. 身体状况和辅助检查协助医生完成患者症状、体征以及辅助检查，并进行相关护理评估。

（二）心理 - 社会状况

  心肌病具有病程长、易反复、预后不良、突发猝死等特点，影响了患者的遵医行为、睡眠质量和生活质量，易发生严重心理问题（常见包括抑郁、焦虑、愤怒、社交孤独、药物成瘾、心理 - 生理 - 社会应激等），很多患者及家属会面对适应疾病和康复的挑战。

二、护理计划与实施

（一）活动限制与适度运动

1. 症状较轻者应避免过劳，症状明显者应卧床休息、给予半卧位和吸氧，但需在卧床期间进行床上主动活动、预防深部静脉血栓形成。

2. 嘱患者避免劳累、情绪激动、饱餐、寒冷及烟酒刺激，以防诱发心力衰竭或心绞痛。

3. HCM 及 ARVC 患者应避免突然屏气、提取重物等动作，禁止参加竞技性体育运动和突然的剧烈活动，以免加重左心室流出道梗阻、交感刺激诱发心室颤动，减少晕厥和猝死的危险。

4. 结合患者 NYHA 心功能分级、6min 步行试验、超声或核素检查、患者年龄等情况，协助制订个体化的运动方案，并教会患者安全运动的方法（表 27-1）。

表 27-1　根据 NYHA 心功能分级的活动建议

心功能分级	活动建议
Ⅰ级	不限制一般的体力活动。积极参加体育活动，但应避免剧烈运动和体力活动
Ⅱ级	适当限制体力活动。增加午睡时间，但不影响轻体力工作和家务劳动
Ⅲ级	严格限制一般的体力劳动。保证每日充分的休息时间，但日常生活可以自理或在他人协助下自理
Ⅳ级	绝对卧床休息，取舒适体位，生活由他人照顾。可以在床上做肢体活动，逐步过渡到做床边或下床活动。不鼓励延长卧床时间，病情好转尽早增加运动

（二）合理饮食

1. 予低盐、高蛋白、维生素和纤维素丰富、营养易消化的饮食，少量多餐。

2. 心功能不全者，应限制钠盐摄入，避免摄入含钠量较高的食品如腌制食物、碳酸饮料、海产品、发酵食品、罐头等；盐替代品应慎用，因常富含钾盐，如与部分药物合用，可致高钾血症。

3. 避免摄入高热量和刺激性食物,防止因饮食不当造成水钠潴留、心肌耗氧增加及便秘等。

4. 建议戒烟戒酒,饮酒能够使流出道梗阻加重或者激惹静息状态下没有流出道梗阻的患者出现梗阻。

5. 肥胖者应协助其减肥。

(三)加强心理疏导干预

1. 主动关怀和鼓励患者,倾听患者感受(尤其关注经历过电除颤及心脏按压的患者),反复耐心地进行教育指导,必要时给予适当的控制和监督,介绍治疗方法和进展,消除其焦虑恐惧情绪,力争达到最好的治疗效果。

2. 关注睡眠问题,必要时提供辅助措施提高其睡眠质量。

3. 在患者住院期间以及定期随访过程中结合临床诊疗、护理和社会心理筛查工具,如患者健康问卷 -9(PHQ-9)、广泛性焦虑症 7 项(GAD-7)量表等,及时发现其具有临床意义的心理社会不适。

4. 协助指导、联系康复专业人员进行治疗,提供个性化心理干预、行为治疗、建立和谐的家庭治疗环境和社会支持等疗法。

5. 必要时遵医嘱应用抗抑郁药物。

(四)密切观察病情

1. 密切观察心率、心律、血压、呼吸的变化,必要时进行心电监护,警惕恶性心律失常发生。

2. 监测患者周围血管灌流情况,如脉搏、皮肤温度、皮肤颜色等。

3. 监测心力衰竭的征象,必要时严格出入量管理,注意有无心排血量减少、体液潴留的表现。

4. 嘱患者发生头晕、黑矇时应立即下蹲或平卧,防止发生晕厥。

5. 患者出现明显胸痛,应立即休息或遵医嘱服药。

(五)药物治疗护理

1. 正确执行医嘱,掌握治疗所用药物的剂量、浓度、方法及常见不良反应,用药后注意询问患者有无不适。

2. 在患者用药期间,密切观察其用药后反应,并及时调整用药速度,监测患者心率、血压变化、出入量情况、电解质水平,防止直立性低血压发生。

3. 对于服用抗凝药物的患者,定期监测出凝血时间,观察有无出血倾向。

4. 因 DCM 患者对洋地黄敏感性增强、易致中毒，需慎用，使用时应密切观察，剂量宜小。

5. HCM 慎用洋地黄和利尿剂，因可使心室收缩力加强及减少心室充盈量，加重流出道梗阻，使病情加重；心绞痛发作时，不宜用硝酸类制剂，以免加重左心室流出道梗阻。

（六）手术治疗护理

1. 终末期 HCM 和 DCM 患者可植入 CRT，以改善心功能，缓解症状。ARVC 药物治疗无效或不能耐受药物的患者可考虑导管射频消融术。

2. 严重心律失常患者可植入 ICD，预防猝死发生。

3. 心功能较差、静息或刺激后最大左心室流出道压差较高、反复发作劳力性晕厥的 HCM 患者建议接受室间隔消融手术，对于同时出现室间隔消融适应证和其他需要手术干预的患者，建议进行室间隔切除。

4. 对长期严重心力衰竭患者可考虑进行心脏移植。

5. 护士应了解手术适应证，以准确指导患者做好心理准备，协助医生完成术前检查和症状、体征监测，正确执行药物使用，完善各种术前准备工作。

6. 术后严密监测生命体征，及时识别和协助处理相关并发症，做好手术伤口管理，为患者提供活动、饮食指导和生活照顾，缓解患者不适感。

（七）并发症的观察与护理

1. 栓塞　遵医嘱给予抗凝血剂，以防血栓形成。心脏附壁血栓脱落则致动脉栓塞，发生栓塞之前一般无预兆，因此需随时观察有无偏瘫、失语、血尿、胸痛、咯血等症状出现，以便及时做出处理。

2. 晕厥 / 心绞痛　HCM 发生晕厥时应立即取平卧位，抬高下肢，使心室充盈增加，从而增加心排血量。安慰患者，解除紧张情绪。如有心绞痛应及时报告医生，做心电图检查，不宜用硝酸类制剂，必要时给予 β 受体阻滞剂和持续吸氧。

3. 阿 - 斯综合征 /SCD　本病有心律失常者阿 - 斯综合征或 SCD 发生率高，应及时识别并备好抢救用物和药品。

三、护理健康指导

（一）合理安排活动和休息

1. 心肌病患者出现心力衰竭症状时，限制体力活动甚为重要，可使心率减慢,心脏负荷减轻,心力衰竭得以缓解。

2. 当心力衰竭控制后,仍应限制活动量。HCM 患者休息可使心肌收缩力下降,心室充盈量增多,梗阻症状减轻。

3. 适当规律的运动训练可以改变疾病的自然进程,减少患病率和病死率,提高心肌病患者的生活质量,应根据各指标评估结果,制订有效、安全的运动方案。

4. 有晕厥史者应避免独自外出活动,以免发生意外。

5. 指导患者学会

(1)保证自身安全的方法,如增加扶手、浴室中放置椅子、使用床边便器等。

(2)在日常活动中缓慢行动,避免突然用力消耗过多体力。

(3)节约体能的方法,如抬高床头使自己容易坐起、培养在日常生活中(洗漱、洗衣服等)坐下来做事的习惯、多使用"推"而不是"拉"的动作等。

(二)用药指导

1. 向患者及家属说明药物的名称、剂量、用法,教会他们观察药物的疗效和不良反应,如血管紧张素转换酶抑制剂、β 受体阻滞剂、利尿剂、血管扩张剂、CCB 和洋地黄制剂等。

2. 如服用抗凝药物,则学会观察有无牙龈出血、鼻出血等出血倾向,使用软毛牙刷刷牙,不用牙签剔牙,避免磕伤、碰伤等。

(三)饮食、体重与出入量管理

1. 嘱患者戒烟、戒酒,少食多餐,控制总入量,原则为入量不应大于出量。

2. 教会患者如何计算食物的含水量及准确记录出入量和体重。

3. 告知患者如 3d 内体重增加 2kg 以上,应尽快告知医护人员以便调整药物治疗。

(四)日常生活指导

1. HCM 患者须避免剧烈运动、情绪激动、屏气、突然用力或提起重物。

2. DCM 患者强调避免病毒感染、酒精中毒及其他毒素对心肌的损害。

3. 调查发现,部分 HCM 患者在登楼梯或追赶汽车时会发生晕厥或猝死,建议患者应更加慎重。

4. 告知患者和家属恶化指征,严密注意病情变化,症状加重时立即就医。

（五）康复指导

指导患者配合医生、营养师及康复治疗师等完成心脏二级预防、康复促进和长期随访，准确记录护理学评估、症状、心血管危险因素、用药、心理社会问题等，以期提升患者遵医行为、生活质量和预后。

（六）基因检测建议

1. 告知患者基因检测的重要意义，协助医生完成家族成员接受遗传咨询和基因检测。

2. 对于女性在妊娠前应当进行风险评估和咨询；所有男性和女性在生育前应当咨询疾病遗传的风险。

（刘　庚）

第 28 章

心肌病患者的康复和随访

　　心肌病患者平时需做到劳逸结合，充分休息能减轻心脏负担，促进心肌恢复。无明显症状的早期患者，可从事轻工作，避免劳累。无症状心肌病患者可参加低强度运动和娱乐活动，但不适合参加剧烈的竞技运动。基因阳性但无表型的患者，活动不受限制。

一、HCM 患者康复

　　HCM 患者应多摄入富含维生素及蛋白质食物，高蛋白、高维生素、富含纤维素的清淡饮食，增强抵抗力。心力衰竭时限制含钠量高的食物，限制水分的摄入。应避免饱餐及吸烟，不要饮酒、浓茶、咖啡等刺激性饮料，避免诱发心律失常。对服用利尿剂者应多进食含钾盐丰富的食物，避免出现低血钾诱发心律失常。有流出道梗阻（包括隐匿性梗阻）的 HCM 患者应禁酒，即使饮酒量很少，也会引起周围血管扩张，加重梗阻。

　　无症状 HCM 患者可参与低强度运动和娱乐活动，如健美运动、体操、攀岩、滑雪、棒球、踏车、骑车、徒步旅行、骑摩托车、冲浪、游泳、保龄球、高尔夫球、骑马、滑冰等。HCM 患者不适合参加剧烈的竞技运动，与年龄、性别、种族、是否存在左心室流出道梗阻、是否有经皮室间隔心肌消融术或室间隔心肌切除术治疗史、是否植入 ICD 无关。对于诊断为 HCM 的年轻患者，建议不参加竞争性运动，特别是能使心率突然增加的运动，如举重、鞍马、单或双杠等爆发力运动和加减速很快的运动；环境气候不好，如冷、热、潮湿等时候亦不建议运动；建议不参加时间长、运动量大的运动。

二、DCM患者康复

1. 注意休息　DCM失代偿性心力衰竭阶段应注意卧床休息，减少心脏做功；但可以在床上进行适当肢体运动，以防血栓形成。

2. 限制钠盐和水的摄入　一般钠盐摄入量 <3g/d，液体入量 1.0~1.5 L/d，以减轻心脏前负荷。

3. 控制和去除可能导致心力衰竭加重的外在因素　控制体重［体重指数（BMI）小于 30~35kg/m²］，避免肥胖或恶病质；控制可能的并发症，如病毒感染、高血压、糖尿病、贫血等。

4. 适当运动　心力衰竭稳定后可在医护人员检测下进行适当的有氧运动，增强运动耐量和提高生活质量是心脏康复治疗的核心内容。当患者运动耐量 >5 个代谢当量（METs）时可以进行常规有氧运动；如运动耐量≤ 5 个 METs，只能进行最大耐受量 50% 的运动强度，以后根据医生评估再考虑逐渐增加。

5. 改善睡眠作息时间规律，保证充足睡眠，避免神经功能失调。

6. 加强心理辅导正视 DCM 和心力衰竭、配合治疗，减轻精神压力等。

三、ACM患者康复

ACM 患者不应参与竞争性或频繁的高强度耐力锻炼，因为这会增加室性心律失常的风险并促进结构性疾病的进展。ACM 患者 METs 与推荐参与频率呈负相关。医生应帮助患者和有风险的家庭成员选择参与各种类型的锻炼，包括持续讨论和决策。较高的运动强度和较大的运动量对患者预后不佳，高强度运动应该少进行，而低强度运动应该更有规律进行。

四、心肌病患者随访

心肌病患者应进行常规定期随访，检测病情发展，对病情改变早期应答和治疗能有效改善生活质量和延缓疾病进展（表28-1）。

表28-1　心肌病患者随访计划

随访检查项目	临床情况	检查频率
12 导联心电图，经胸超声心动图及 BNP 检查在内的临床评估	临床稳定	每 12~24 个月评估一次
	病情进展	及时进行评估

续表

随访检查项目	临床情况	检查频率
48h 动态心电图检测	临床稳定	每 12~24 个月进行一次
	窦性心律、左心房内径 ≥ 45mm	每 6~12 个月进行 1 次
	新出现心悸症状	及时进行检测
运动负荷检查	临床稳定	每 2~3 年进行一次
	病情进展	每年进行 1 次
心脏磁共振检查	临床稳定	每 5 年进行一次
	病情进展	每 2~3 年进行一次
电生理程控	植入 CRT 的 DCM 患者或植入 ICD 的心肌病患者	每 6 个月进行一次

（吴桂鑫）

第 29 章

心肌病患者的遗传咨询和生育指导

一、遗 传 咨 询

遗传咨询是一个帮助人们了解遗传因素在疾病中的作用及其对医学、心理和家庭等影响的沟通过程,是基因诊断中不可或缺的重要环节。遗传咨询应遵循自愿原则、尊重患者隐私及保密原则,通常包括检测前咨询和检测后咨询。

(一)基因检测前咨询

检测前咨询是使患者及其家属对基因检测的目的、意义和预期结果有一定的认识,并能充分了解检测结果对患者及其家庭成员的潜在影响以及相关替代方案,以供患者及其家属选择。关于是否告知检测目的外的意外基因变异,应在检测前征求患者及家属意见并获得知情同意。检测前咨询的主要内容:

1. 收集和分析患者的临床资料及家族史(至少3代),初步识别遗传性心肌病疾病及遗传模式。

2. 告知检测的具体项目、目的和意义,以及检测的机构和费用。

3. 告知检测的预期结果,包括阴性结果、阳性结果和临床意义不明结果的可能性及其含义。

4. 告知检测方法可能存在的局限性以及进一步的检测方法。

5. 征求患者及其家属的意见,是否报道检测目的外的意外基因变异。

6. 告知检测结果对家庭其他成员的潜在影响。

7. 告知替代检测方案。

（二）基因检测后咨询

检测后咨询主要是为临床医生及患者就基因检测报告进行针对性的解释及咨询，提供相关的医学建议和指导检测后咨询的主要内容：

1. 告知基因检测结果，对结果进行针对性的解释和临床判读。

2. 解释相关遗传疾病的病因、自然病史、临床表现、可能的干预和治疗措施以及预后情况。

3. 分析和确定遗传方式，评估疾病或症状的发生和再发风险以及提供生育方面的建议。

4. 结合心理评估，识别患者及其家属在情感、社会、教育以及文化等方面的理解及接受情况。

5. 为患者及其家属提供有效的医学、教育、经济以及心理等社会资源，包括权威性的信息源（书籍、文献、网站等）、专家库、互助组织等信息。

6. 引导患者及其家属参与诊断及研究项目，提供知情同意的解释。

二、心肌病的生育指导

（一）心肌病遗传阻断

目前临床上对心肌病主要是对症治疗，无法根治。此类疾病多为常染色体显性遗传，子女患病概率为50%，多呈家族性聚集发病。出生前或胚胎植入前遗传诊断可从根本上阻断疾病在家系中的传递，避免患儿出生。

1. 传统产前诊断技术 产前诊断是指对妊娠期胎儿出生前甚至妊娠前进行遗传病或先天畸形的判断、诊断。传统产前诊断是在妊娠早期或中期，获得胎儿样本进行核型分析、观察染色体情况或直接提取DNA进行后续基因分析，从而作出诊断。这种利用胎儿细胞进行检测的方法，包括有创的羊水穿刺、绒毛膜活检、脐血穿刺等，对母胎而言都有一定的风险，同时要排除母源细胞干扰。

2. 胚胎植入前遗传学诊断（preimplantation genetic diagnosis, PGD）（图29-1） 传统的孕期产前诊断虽可避免带有遗传缺陷的患儿出生，但需要终止妊娠，给孕妇及其家庭带来很大的痛苦和精神负担。

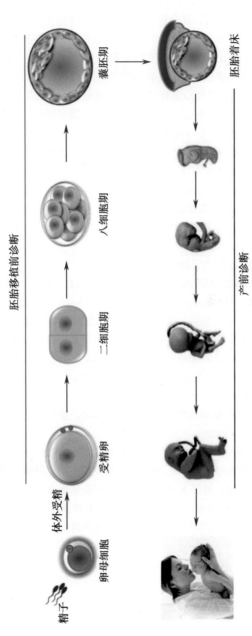

图 29-1　胚胎植入前遗传学诊断示意

而 PGD 是指在胚胎植入前，通过辅助生殖技术对体外培养的胚胎进行活检取材和遗传诊断分析，帮助有生育已知遗传病患儿风险的夫妻挑选出不患该遗传疾病的胚胎，在避免带有遗传缺陷患儿出生的同时规避了终止妊娠或反复流产的风险。

对于患有或携带心肌病致病基因突变的育龄夫妻，如有生育健康后代的需求，应先在心血管专科就诊，通过家系筛查明确致病基因突变，患者家系完整，三代以内所有直系亲属需接受临床检查和突变基因检测，然后进行遗传咨询（图 29-2）。对于女性患者，还需心内科和产科专家联合会诊评估妊娠风险，适合妊娠的患者进一步由生殖医学专家评估女性生殖力。最后需根据夫妻双方年龄、身体状况等给予患者产前诊断或胚胎 PGD 指导。

（二）心肌病的生殖遗传咨询

由具有遗传学背景的生殖医学临床医生对患者进行生殖遗传咨询。内容包括：

1. 全面了解胚胎诊断的过程。

2. 告知患者遗传病阻断的方法和可能的选择，包括产前诊断和 PGD 各自的优势和缺点。

3. 胚胎诊断的结局。需要告知患者：根据技术的局限性，告知患者胚胎诊断有误差存在。虽然很小，但有可能。告知患者胚胎诊断中的囊胚期活检的滋养层细胞的染色体状况不能完全代表胎儿染色体的情况，虽然进行了染色体整倍性筛查，但不排除胎儿染色体异常的可能性。

4. 对胚胎存在染色体嵌合现象告知风险。移植胚胎需中期羊水穿刺进行基因验证。

5. 根据疾病遗传方式对经 PGD 的胚胎在移植前进行遗传咨询。如常染色体隐性遗传病，携带一方突变的胚胎可移植。理论上将来孩子不患病。对于 X 连锁隐性遗传病家系杂合携带突变的女性胚胎，移植前需告知其女性胚胎的后代生育患病风险等。患者充分了解 PGD 的细节和风险后，签署知情同意书，随后进入 PGD 流程。

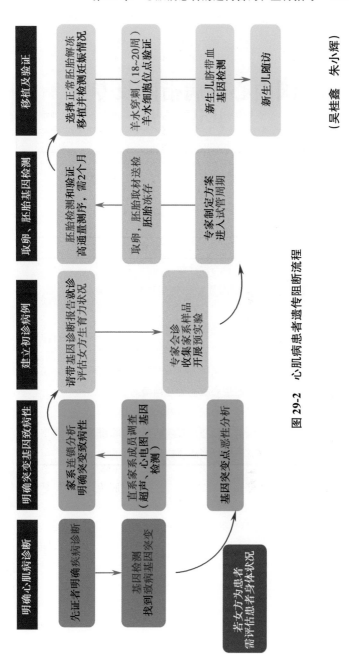

图 29-2　心肌病患者遗传阻断流程

（吴桂鑫　朱小辉）

附录

国内心肌病指南及专家共识一览

时间	名称
2007 年	心肌病诊断与治疗建议
2012 年	肥厚型梗阻性心肌病室间隔心肌消融术中国专家共识
2013 年	儿童心肌病基因检测建议
2015 年	心肌病磁共振成像临床应用中国专家共识
2017 年	中国成人肥厚型心肌病诊断与治疗指南
2017 年	中国肥厚型心肌病管理指南
2018 年	中国扩张型心肌病诊断和治疗指南
2019 年	单基因遗传性心血管疾病基因诊断指南
2019 年	中国儿童肥厚型心肌病诊断的专家共识